動，找回
身體的快樂

Rachel Tsai——著

結合呼吸、筋膜釋放與感知的練習

打開身心的結，進行覺知之旅

目錄

PART 3　覺知禮讚

保持覺察的動，啟動身體的自癒力

維傑・穆爾提（Vijay Murthy）

阿育吠陀及自然療法醫師，

澳洲醫學研究博士，紐西蘭公共醫療碩士

英國 Ayuwave 治療中心綜合醫學專家

　　肌肉與骨骼狀況的復健與療癒領域，在最近幾年的發展中，有別於傳統思維的整合治療方式正逐漸蓬勃興起。在本書中，作者毫不藏私地拿出多年在運動治療的經驗，彙整傳統智慧與科學研究，為肌肉骨骼生理學提供完整而全新的對治方式，處理各種相關的症狀。

　　本書揭開了「動」的神秘色彩及其功能，幫助身體自我癒合。作者提出了一個關鍵問題：多數人在日常生活中習焉不察的，就是關注自己的感官感受，觀察「動」本身如何將我們的內在深層連結抽絲剝繭，將我們的感受、感官，以及我們回應這些感官感受的

模式，化為促進身體健康的能力。本書強調，對身體與感官感受保持覺察，據此採取正確的運動，能啟動身體天生的自癒能力，以及順暢運作的功能，也就是作者所說的感受與運動 —— 擔任第六感的動覺（kinesthetic sense）。

書裡採取了嶄新、扎實、全面的方式，處理肌肉骨骼的不同狀況。對於渴望培養身體覺知，利用運動來改善身心健康的現代人，本書提供一個了解新觀念的起點，以及如何朝這個方向進行的指引及豐富資源。

感受生命與世界，從動開始

二〇〇五年末，南印度的麥索。

我當時在阿斯坦加瑜伽研究學院研習與練習，經過一個月後，漸漸找到生活節奏。每天凌晨三點半起床沐浴，煮一壺新鮮薑茶，讀一點梵文以及誦經。大約四點半時，我會走個五分鐘來到瑜伽學院（學生稱之為「shala」），在大門口與五十到七十名學生安靜等待。門一打開，大家魚貫進入，到達指定的位置，展開自己的瑜伽墊。

然後，我們等待古儒吉（Guruji，意即「親愛的上師」）來到練習大廳最前方的平台，帶領大家進行練習前的梵唱。敬愛的帕達比‧喬艾斯（Sri Pattabhi Jois）正值八十九高齡，瑜伽練習已臻大成，每天依舊是黎明前起身，完成他的個人儀式，再展開一整天的教學活動。古儒吉雙手合十，謙卑低頭，梵頌聲音

在大廳裡迴盪，穿透了黎明前的寂靜。

這是個動人的時刻。我們唱誦的第一句是「我向上師的蓮花足下頂禮」。在麥索，每一天都從內心的感恩展開，感謝那些先行者的貢獻，讓這套功法逐漸成型，讓我們今日得以練習。

結束唱誦之後，我們開始練習。所有練習者都各自站在墊子上，從墊子形塑的外在空間，進入內在探索的旅程。我依然記得自己練習的景象：四肢延展，軀幹扭轉，瞥見誰的後腦勺或是誰的側臉輪廓。每個人都待在長方形的瑜伽墊上，受限於內在空間的框架。整個練習大廳裡，只有古儒吉跟孫子夏拉斯（Sharath）的身影在動，四處穿梭在擁擠的墊子之間，調整學生的腿與手臂的位置。

我繼續練習一個又一個的體位法，心智游移在空闊的意識與專注裡。抵達整套練習的三分之二時，接下來是我「做」不到的體位法姿勢。這姿勢叫做「龜式」，髖關節必須超乎一般尋常的外旋，對於我這樣「短小精幹」的人來說特別困難。通常，有經驗的老師會把我「喬」進這個體位法裡。後來我常常協助調整學生四肢位置進入這個動作，很了解從外人的眼光來

看，這個姿勢看起來很像個特技動作。

當時古儒吉跟夏拉斯都不在身旁，我把上身跟四肢調整到大約的位置，打算光是「呼吸」就好了。結果才剛把自己擠進那個形狀，老師就現身了（我臉朝下，四肢延伸，像隻壓扁的蟲子），迅速流暢的，幾秒內我就被「擺平」成一枚蝴蝶捲餅，完成龜式。然後老師飄然離去，甚至快過他現身的速度。毫不費力，雲淡風輕，恍若無覺。

我趴在那裡，臉朝下，被自己的雙腿壓住，腳踝在我後頸交叉。我無法理解發生了什麼。通常進入這個姿勢時，我總是必須歷經「掙扎」，對於身體和精神都是一場折磨，但這會兒卻流暢自如，舉重若輕的完成了，我的心裡毫無準備，大吃一驚。這樣出乎意料，我不得不暗自「盤算」該如何從這個姿勢裡「解開」，因為我的腿與身體彷彿不再屬於我了。

我小心翼翼，慢慢「爬出」這個姿勢，像是從龜殼中爬出來。有那麼半晌，我低頭看著自己的雙腿，檢視我的軀幹，這還是我印象中的身體嗎？似乎沒有什麼不一樣的地方。我環視整個房間，大家依然照常練習，兩位老師照樣忙著調整每個學生的姿勢。一切如

常，不多不少，如同一分鐘前的世界，沒有兩樣。我收起自己的思緒，回到固定的順序，做完整套練習。

清晨六點半，我離開瑜伽學院時，陽光溫柔灑下，我輕快有力地沿著原路走回住處。這是一天當中較為涼爽的時刻，要不了多久，印度炙熱且滯悶的太陽就會現身。

那天稍晚，我坐在陽台，捧著一杯香濃的印度香料奶茶，思索這個經驗：看似緊繃頑固的身體，難以改變的肌肉韌帶活動模式，為何瞬間變得毫無阻力與障礙？就在前一天，我還自認是「硬梆梆」而且「沒彈性」，然而不到一小時前，經驗證明了我的認知有誤。難道我的身體被心智綑綁了？這到底是誰的身體，身體到底是緊繃，還是靈活而開展的？今早練習的身體不就是我的嗎？難道「緊繃」只是我的想像？明天站上墊子後，又會發生什麼呢？

一連串問號竄過我的腦子。這是我與自己針對身體的對話，然而身體並無反應。唯一的感覺只有晨練之後，自然生出一種疲憊而放鬆的舒適感受。而所有問題，不論得到回答或毫無回應，都緩慢融入我的潛意識。當時我並不明白，這些疑問會在往後再度浮現，

並引導我一路追尋解答，幫助我理解瑜伽的精神。

超過十年的瑜伽練習，我不變的身分是學生，在角色上是瑜伽教育者和以「動」療癒身體的工作者，我從生物化學的角度來看這個問題。筋膜網絡就是理解神經系統如何與我們的認知、感覺和感知交互運作的匯聚點，其中奧妙引人入勝。

多數人以為，身體只是個次要的工具，等待腦部的召喚，服務心智的需求，這個觀念不盡真實，而且忽視了另一個更大的，較少探討的領域 ── 感知、感官感受，以及它們如何決定我們的經驗，這三者的關係。

經驗是各種感官感受的集結。當經驗到來，我們會揀選、抗拒，最後消化綜合成為感知。這些感知形成了我們個人和主觀現實的基礎。

孩童生來就帶著好奇與敞開的態度。從出生起，他就開始觸摸、品嚐、移動。這些動作包括了視覺、聽覺和觸覺。透過感官積極參與，感受世界，背後的驅力就是人的存在根基。「動」可以訓練我們的方向感與判斷力；來自「動」的感受與回饋，會形成下一步動作。

這本書要強調的是，帶著意識與療癒的「動」，是

個無上的禮物，能幫我們找回自己內在與外在觸感經驗的自然喜悅。這可以是一杯熱茶、情人的溫柔撫觸、來自父母的親熱擁抱，也可以是你在山巔深呼吸時的開闊感受，或是暢快淋漓跳支舞，與孩子穿過公園，心裡感到滿滿的快樂幸福。

透過這本書，我希望讀者能找到自己的體會，重新發現「動」帶給自己的深刻喜悅。

動的真喜悅

──我的十八年追尋之旅

　　母親曾告訴我，三、四歲時我常常讓自己頭下腳上倒立起來；後來，更常使出這一招，逗外婆開心。外婆一樂，就會給我一些餅乾糖果做為獎勵。這可能是我第一次嘗到讓身體動起來的快樂。現在回想起來，運動一直是引領我探索周遭世界很重要的一部分。

肢體流動的啟蒙感受

　　孩提時候，我挺擅長跑步及游泳等運動，十歲時還被選入舞蹈隊參加地區比賽。那天下午，我們全部三十名成員被叫進學校大廳，聽著指令做完各種伸展練習。過了一會兒，嚴厲的總教練要我們一起擺出一模一樣的姿勢，她在我們中間遊走，仔細觀察，接著將我們分成

不同小組，然後每個小組各自練習一小段編舞。

　　練了一小時後，她要我們站定，然後放出音樂。擴音器才傳出樂聲（後來才知道是貝多芬「第五交響曲」），我小小的身體立刻感到一陣戰慄。我當時又詫異又興奮，開心的看著同學表演，等著輪到自己上場。

　　我們這一組被叫上去後，我才舉起雙手，就覺得自己的思考、感知完全臣服於身體的律動中。那短短五分鐘裡跳些什麼我已不復記憶，唯一留下的是脈搏跳動、氣喘吁吁、汗水滑落等肢體流動的感受。佇立的當下，一陣明快的顫動滑過我的肌理，那天回家路上，我感到平靜又舒展，腦子裡依然迴盪著貝多芬的音符。

　　練舞那年的生活，充滿快樂與興奮，不只是因為不遠千里的前去參加比賽，能化上美麗的妝，梳起頭髮，穿著漂亮舞衣也有加分效果。但我最珍愛的記憶，依舊是初次嘗到以運動表達自我的那個歡喜片刻。在我幼小的心裡，優雅、精準、有力的移動，總帶來異樣的喜悅，遠遠勝過當年十一、二歲無趣的學校生活。那些在學校禮堂練習的下午，沐浴在夕陽餘暉的時刻，是我面臨升學壓力前最快樂的時光。

漸漸遺失的喜悅

很快的，我也成了聯考制度下追求成績進步的十幾萬學生之一。六年的中學生涯，多數時間我都待在書桌前，對著成堆參考書埋頭苦讀。K書之餘我還是參加一些課外活動，像是打排球與加入合唱團。然而，延展四肢或扭轉脊椎，在地板飛躍，把自己蜷曲成一顆球，這種伴隨「動」而產生的純粹喜悅，還是漸漸遺失了。慢慢的，身體被奪去了渴望的養分，慢慢習於靜止與封閉。

當時我不明白，像流水或微風般的肢體流動其實是滋養身體的重要養分，而我們與地心引力的關係是逐漸累積的。動得愈多，就愈想要動；愈是不動，動起來就愈不靈活。

進入大學後，我依舊保持打排球等運動習慣，但沒有再回去練舞，加上多年來生活重心放在讀書，我變得習於腦力與心智的活動與樂趣。我熱愛哲學與文學類書籍，而且開始研究熱門音樂與另類搖滾樂，還蒐集了相當可觀的CD和卡帶。暑假時我還跑去學古典吉他與爵士鼓。而舞蹈的流動與隨之而來的喜悅，似

乎就此埋在記憶裡。一直到許久之後，我才重拾這遺忘已久的單純樂趣，讓身體有機會再次「玩味」周遭的空間與引力。

一九九八年到二〇〇九年我定居香港，在一間跨國高階人力管理公司擔任顧問，事業十分忙碌。但我還是喜歡動，像是室內攀岩、走遍香港郊外步道，甚至還學起kickboxing（結合拳擊／空手道的自由搏擊術）。某個星期天早上，我走進摩天華廈裡的一間小瑜伽教室。那是我第一次接觸瑜伽。課程結束後，我帶著痠痛的肌肉，充滿能量的走出教室。我感覺身體充飽電力，精神飽滿，步履輕盈。我的心還留在教室裡，有種熟悉的感覺升起，就像是踏上陌生的土地，但一切都似曾相識！

隨後一年，我非常有紀律的練習與學習，跟隨城裡最好的老師上課，並且在家自己練習。一天下午，涼風徐徐，我獨自在客廳，緩慢進入簡單的前彎姿勢，停在那裡。這個姿勢能帶來深度的延展，我忽然想好好細細體會這層感受，於是閉上眼睛。

我感覺到整條腿後側的延伸，髖關節深度折疊，還有腳底骨骼的細微動作會如何拉扯整條腿部肌肉。觀

察這些微小動作，以及延伸的效果，讓我內心平靜、快樂而輕盈。

在我心中，皮膚下頭的變化，有如在飛機上俯瞰海洋。隨著飛機降低高度，接近香港赤臘角機場時，下方浩瀚海洋閃耀粼粼波光，一道道波瀾生起又隨即消融，沒入海洋深處。人體的感覺經由肌肉與肌腱做為傳遞媒介，似乎也是如此。但為何是這樣的形式呢？背後是什麼樣的機制？有沒有科學解釋？我邊感受自己內在的空間與起伏，一面思考這些問題。閉上雙眼，我似乎瞥見身體內在的神秘宇宙，而當時我對這一切毫無所知。

等到我睜開雙眼，回到與他人共享的「客觀世界」，總覺得自己切身的現實有點不一樣了。隨著不斷深入瑜伽練習，我愈加渴望了解何謂健康、何謂不健康的運動，以及兩者對於身體與生理健康的影響。

意外的人生道路

現在回想，我持續瑜伽練習的動機很單純。瑜伽練習為身體創造出時間與空間，強烈吸引我一次又一次

回到這樣的狀態。一開始，身體會感到前所未有的輕盈與沉靜；此時，主導的原則大都來自身體、內在和本能。慢慢的，我想要深入探索這個練習方法的想法愈趨強烈——一切身體移動、姿勢，與呼吸的整合，背後是什麼樣的方法與架構？也因此，我的練習就從純粹的體驗，逐漸轉向融會貫通的研究了。

我對身心健康的要求愈來愈多，客觀世界與社交生活跟我的關係也開始轉變。二○○五年底，我決定暫時放下工作前往印度旅行，最初只是希望深化瑜伽練習，結果竟開啟我與阿育吠陀的緣分。

由於機緣，我碰到一位阿育吠陀廚師，激起了我想要更了解這個系統背後藏著何種細緻邏輯，以及深不可測的學問。本來我計畫在印度修一門課，但後來又發現紐西蘭的自然療法學院提供很棒的認證課程。我打電話跟學校會談，很快就決定註冊。於是，不到六星期前才聽說有這所學校，接下來我的印度之旅就此中斷，香港一切也暫時放掉，我帶著一個行李箱飛往紐西蘭奧克蘭市。回想起來，此舉還挺大膽的，幾乎算是相當突然。當時，我完全不知道這個「大膽決定」會大幅改變我的生活，以及人生道路。

人是「動」的靈魂

「你看起來做得好輕鬆喔！」隔壁瑜伽墊的練習者對我說。

那是二〇一二年冬天在美國科羅拉多州博德市的瑜伽教室裡，八肢練習（Aṣṭāṅga Mysore yoga practice）才進行到一半，有人出聲讓我有點吃驚。對於這樣的稱許，我似乎該禮貌回覆，或至少有點表示。但我心裡沒有浮現任何話語，只是淡淡報以微笑。而對方對我欠缺回應也不以為意，兩人毫無停頓的繼續瑜伽練習。

從隔壁同學眼中看來，我在練習中似乎舉重若輕，但要達到看似輕鬆的階段，絕非「輕易」之事。不同姿勢的轉換，行雲流水而毫不費力，這種動的品質，絕非刻意培養。身輕如燕，或像芭蕾舞者般優雅轉身，從來不是最終「目標」。一個人動起來的整體質感，並非透過有意識的設計。讀者不妨試著模仿「某人」或哪個偶像，包括他們的動靜姿態，結果你會發現，最終常是四不像。

瑜伽的移動（包括各種姿勢）品質，有點類似舞

蹈，本身是一個表達形式。表達的本身就是展現，而表達的人，才是決定表達本質的主體。人，就是「動」本身的靈魂。

很多時候，我在教室四處穿梭，查看學生的動作，幫助他們依照口令，做到我稍早示範的動作。令我驚訝的是，明明是同一串動作，每個人自有展現的節奏與方式。當一個人有意識且專心移動時，會帶著一種具象的美感，超越任何客觀標準的美。這時我心裡總是升起喜悅與感動

哈達瑜伽體系的練習需要高度體神經系統協調運作，觀察並控制調節身體的肌肉骨骼結構。就像是藉由一連串費力的動作來雕塑成一套練習，目標就是達到「毫不費力」的品質。我持續多年的練習，才逐漸體會這個訓練、實驗、自然轉化和創意醞釀的過程。

探索筋膜的奧秘

二〇一五年七月，我前往美國緬因州一處小鎮，參加一場有關女性骨盆的專題工作坊。會場是知名的「解剖列車」總部，這間創新學校專研人體結構和運

動。自二〇一二年得知這個課程，我已經多次參與線上教學。過去在紐西蘭的自然療法學院，我已經相當熟悉解剖學和生理學，身體解剖原理和身體移動息息相關，而我學生時代也十分喜歡化學，自然對生理學產生濃厚興趣。解剖列車這個系統，將筋膜與經絡之間的錯綜複雜描繪如火車軌道，在我接觸筋膜經脈的學說時，已經練習並教授瑜伽九年了。

這次工作坊的師資皆來自業界最高的專業資格，同時擁有運動治療科學的臨床與教學經驗。學員多數從事按摩治療，如羅夫按摩（Rolfer）[1]，也有護理師跟復健工作者，應用肌肉動力從業人員（kinesiologist）[2]，另外還有跟我一樣從事運動相關的專業工作者。女性骨盆是極複雜而引人入勝的主題。我們學習的不只是整套技術細節、知識、關於女性骨盆的新觀點，如呼吸橫隔膜與骨盆末端如吊床一般的筋膜竟有相呼應的

注1：羅夫按摩針對放鬆並延長緊繃緊縮的筋膜，意在調整身體平衡，矯正姿勢，不同於一般針對肌肉與關節的按摩手法。

注2：肌肉動力學是一套分離身上每個不同肌肉群的檢驗方式，加上生理學和神經學的解剖學基礎，找到這些肌肉群和不同內臟之間在神經學上的聯繫。

動，找回

關係；還有架構完整的徒手調整、實驗以及體會身心學練習（somatics）[3]。

骨盆的結構與功能，與脊椎到雙腳架構的連動與複雜生理連結，經由工作坊的深入探討，我了解更多，也更有系統了。課程結束後，我對人體結構設計又多了許多敬畏，也深深得到啟發：正確的動，帶來健康與喜悅，而不當的動作則會導致傷害與疾病，這其中的關係與奧妙，真是無止境的探索。

未完的旅程

持續研究「動」的科學，參加類似的訓練與工作坊，是我工作的一部分。透過瑜伽，教授身體和心理這樣精細的系統，最重要的基礎就是自己的練習深度。深度是來自紀律的培養，以及真誠地澆灌。這種學習熱忱，使得我的求知之路得以長久。此外，在我

注3：身心學是一門經驗科學，探討身心關係，並且體悟身體智慧。身心學者實際探訪身體，透過系統的理論與方法，進行自我身與心的對話，以便開發人體的覺察和增進身體對環境的適應能力。

的療癒工作中，本來就必須持續學習並了解現代生活中常見的脊柱和骨盆相關病症。學習，有助強化我的探索和判斷能力，讓我能確認症狀，病因和問題，如此方能精準、即時、有效的運用不同的運動方式和療癒技巧。[4]

看到學生與客戶重獲健康，輕快的移動，也就是他們重建了脊椎、骨盆跟引力空間的和諧關係，每每帶給我深刻的喜悅。我希望本書能做為引路，幫助讀者更了解自己的身體與動作，進而體會到原來身體動作不是泛泛日常的行動，而是我們生存與生活於其中的有機活動。

注4：身體動作的藝術和科學，就像輪輻和輪子的關係。人體做為中心，這中心可以用不同方式觀看，像是解剖與生理學、運動科學、生物學、身心學、神經學和心理學，當然還可再加上大家頗為熟悉、來自印度的哈達瑜伽體系的練習。

哈達瑜伽所描述的身體運動是相對新興的現象，大約起於十二世紀。哈達瑜伽其實是瑜伽傳統這把大傘下的一支。而瑜伽傳統是個歷史悠遠的練習，凝聚了不同傳統，像是宗教、神學、哲學，和神秘主義。

「瑜伽」（yoga）一詞是個語言符號，一個歷經許多世紀重生的傳統代碼。哈達瑜伽並不能代表整個瑜伽傳統。意思是，集體名詞中的個別成員，不能取代這整個名詞代表的意義（蘋果／橘子／梨子都是「水果」，但不能說「水果」就是蘋果，因為這些成員都不能概括「水果」這個整體。）

動，
找
回

畢竟，活得能量飽滿，就是在生理上、生物上或形而上的層面自由活動。經驗生命旅程各個層次的關鍵就是能夠自由的移動，而且要能夠歡欣鼓舞的歷經這個過程。

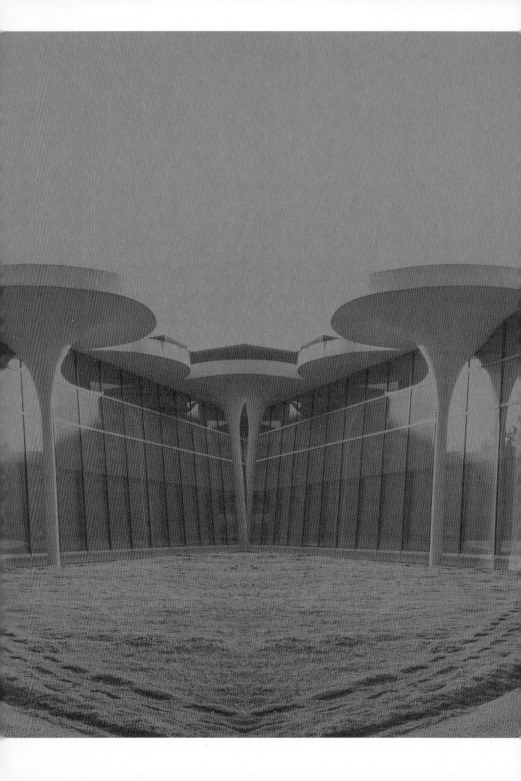

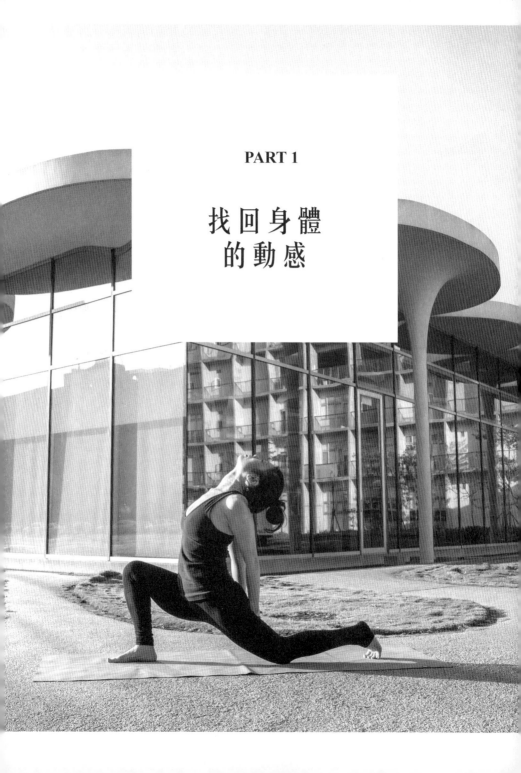

PART 1

找回身體
的動感

01

你動的方式，
就是你的身心
現況

我們之所以需要「娛樂」的誘因，

是因為自己並沒有真正投入當下做的事。

如果對當下的事沒有全心投入，

那麼難免心生抗拒，就更不可能從中得到成果。

有位身材苗條消瘦、穿韻律七分褲，腳踩球鞋的客戶走進來，看起來剛上過健身房。她的步伐快速，動作流暢，只是少了點從容，講話如連珠砲般，比手畫腳。光是跟著她走進教室坐下，我就大約知道她是為何而來了。

她的大腿前側，最強壯的股四頭肌相當發達，臀部也算緊實，這表示她可能已遵照一套高強度，像是混合重訓與心肺功能鍛鍊的健身課表訓練一段時日了。她脫下外套後，是削瘦的背部，上臂肌肉線條有力。但這些外在看到的線索，都不足以代表內在的警訊。關鍵在於她的腰椎——腹腔前側突出而腰椎弧度縮短，並遭到擠壓，顯然帶來疼痛。的確，她站著的時候，骨盆明顯拉扯向前，角度前傾。

以社會一般審美眼光來看，這的確是「緊實苗條」的身段，但她卻不時感到疼痛。儘管腹部沒有明顯脂肪堆積，甚至是讓人稱羨的「平坦緊實」，但她的腹腔壁前凸，看起來就像是「小腹」。

原來這位客戶從少女時期就是學校的運動健將。成年後也依舊熱愛運動。她「動」得愈多，就更加想繼續動下去。當身體（或是生活）出了點問題，她「動」

得更勤快了，希望那種伴隨運動的「歡愉感」（像是跑步後腦子會釋放腦內啡），讓她暫時獲得滿足，假象的解除她的焦慮與困擾。而她偏好高強度及速度的習性與健身方式，造成大腿肌肉過度發達，除了骨盆被往前拉，連帶影響脊椎，於是腰椎及薦髂部位，還有骨盆腔都出現問題。對於她而言，運動所帶來的，似乎已經是「痛」大於「樂」。

動，始自兒童時期最自然的事

不管是為了健康而不得不動，或是熱愛運動帶來的「歡愉感」，我們如何看待「動」這件事，主導了我們的休閒運動以及生活模式。運動有各種方式，如跑步、健走、瑜伽或健身，本質上並沒有「好」、「壞」之分，但如果只是為了順應塑造身形的渴望，或只是跟隨潮流，或設立不切實際的目標，無意識的強迫自己或逼著自己達成，那麼等於是忽視身體本身的智慧，放棄聆聽身體告訴我們何謂健康與全面，什麼又是危險與過當的運動，也就無法真正體會「動」所帶來的喜悅。

其實，動來動去是始自兒童時期的自然模式。我們來到這個世界，便與周遭空間引力形成密不可分的關係。搖搖學步的幼兒找到穩定前進的技巧，從爬到走，最後能快步迎向母親，這都是身體發展與引力關係的呈現。兒童進行的所有活動都會影響到身體與引力跟空間的關係。而來自環境的回饋，加上他人的反應，會逐漸累積在神經系統裡，成為印象與記憶，一路伴隨往後的日子。

因為從事運動科學相關的工作，我開始探索行動／運動／鍛鍊如何連結到熱情與享受。當我更深入研究所有運動與鍛鍊形式中的身體與四肢動作，我發現，其實每個人內心都自然而然喜歡「動」，這是人的共通能力，也是每個人享受「動」的基礎。所有運動或健身流程都是從「動作」開始。「動」不只是由身體來啟動，而是身體的自然呈現；基本上，你動的方式，就是身心現況的展現。

可惜的是，到了青少年期，因為社會風氣與主流價值的學業成就導向，多數人的身體漸漸日復一日的停留在固定姿勢裡，長時間困在課桌椅的狹窄空間，導致骨盆愈來愈停滯沉重，脊椎前彎而無能延展；低著

脖子成天苦讀，使得頸椎上的頭顱也愈來愈重。我們的肩膀前傾，於是橫隔膜開始僵硬。這樣盯著近距離的教科書或電腦、手機，一天天下來，眼睛逐漸無法平視。這種生活模式讓人極少抬頭欣賞天上繁星，也幾乎不可能毫無目的的閒步遊逛，最後身體變得再也不樂意動起來，「動」被當作是不得不費力與規律執行的苦差事。

對於運動的矛盾心理

如果希望與身體建立真正健康的關係，應該先調整我們對身體的態度。如果只為了「好看」、「感覺美麗」，「變苗條」或是想「變成」某某名人，當這樣的運動目的無法達成時，就會輕易放棄。

以健身為例。健身似乎已經成了忙碌現代人想運動時的一種方式。想「燃燒脂肪」、「塑造曲線」或「鍛鍊肌肉」，就上健身房；沒時間運動，就到健身房跑跑步機、踩腳踏車。加上每年最流行的鍛鍊及健身計畫，各種新的健身器材等透過大眾媒體不停放送，讓健身儼然成為一種時尚流行。

健身方案設計中，常會強調兩個重點。首先，讓你在最短時間內「燃燒」掉最多熱量。常見的說法包括「只要XX分鐘，就讓你燒掉xxx大卡！」或是「只要短短兩星期，就能看到改變！」這通常意味著高強度的運動和提高心跳。設定這樣的目標，是希望能用「快速」及「效率」來吸引忙碌的我們。另一個強調重點則是提高「娛樂」元素。常見的說法多半是：「開開心心燃燒卡路里！」或是「這套課程讓你元氣飽滿，感覺不到辛苦！」加上音量大、節奏強的樂曲，類似團隊活動的氣氛或環境，讓你不覺得是在鍛鍊。這背後的訊息就是，鍛鍊既乏味又無聊。

「最短時間裡燃燒最多熱量」加上「娛樂元素」的結合，點出了大多數人對於運動的心理矛盾：想快速獲得成果，但又不想太辛苦。

不需要花錢，也能快樂的動

其實仔細想想，所謂的健身目的，如修飾肌肉線條跟減重，並不一定需要設計好的運動計畫才能達成。古代雕塑所展現的戰士雕像、奧運選手、男性與女性

神祇，不論是來自歷史典故或神話傳說，這些美麗線條都不是來自健身房的鍛鍊。在農業生活主導文化的時代，勞動就是生活的方式，而非選擇。科技開啟了工業革命，將（開發國家的）人類文明推向現代化生活，帶來難以計數的財富、便利和舒適。而人類身體與引力空間等環境的關係，也遭到不可逆轉的改變了。

像是現在最新流行的水上健身課程，學員在游泳池裡，站在浮板上，迎接一陣陣強大的水流，然後按照指令做出動作與拉伸，同時要維持平衡，才不至於摔下浮板。甚至有些相當昂貴的水上健身課程，地點是在海邊的封閉區域。但弔詭的是，大家付出昂貴學費使用浮板，在封閉的海邊練習，但一旁就是免費的大海，可以盡情在其中划船、游泳或戲水，自然達到浮板搖晃的效果，還有陽光與微風，卻不需要花半毛錢。

我們之所以需要「娛樂」的誘因，是因為自己並沒有真正投入當下做的事。如果對當下的事沒有全心投入，那麼難免心生抗拒，就更不可能從運動中得到成果。

再看看奧運這個全球關注的體壇盛事。在四年一次的盛會裡，我們看到熱情與熱忱，屏息讚嘆那超越凡

人的力量、速度和實力。不論是花式溜冰選手表演旋轉三圈跳躍並完美落地、運動員縱身一跳翻越橫竿，或是籃球員躍起灌籃得分，每每看到各類捕捉運動員在半空美妙姿態的照片或畫面，總讓我感到目眩。那暫留天空與大地之間的軀體，展現了人體解剖的天才設計，很容易就看到運動員身體表面顯示的肌肉張力。然而，更奇妙的還是肉眼看不見的地方，也就是每個人身體結構都具備的內在功能 —— 抵抗地心引力，推動這個爆發力的片刻。

由於時間、空間和自然的設計有其限制，我們難免不時感受到身體逐日或逐年老化的現象。然而，觀看奧運比賽，甚或特殊奧運，很難不受到鼓舞，為了超乎凡人的力與美，為了身體展現的極限與美好，以及英雄式的勝利而感動。

抗拒心理的背後

我們都能想像，每個勝利的背後，都有著無數小時、成天累月，甚至十數年的練習。成為職業運動員或許需要天分，但是長遠持續地投入卻需要努力、專

注和毅力。我不認為運動員會用「乏味」和「無聊」來形容他們熱愛從事的運動，也不認為他們需要「娛樂」做為誘因。有次我正好碰到一位奧運選手級的運動員，就像每個奧運迷，我問他比賽時心裡想些什麼？他的回答是「什麼都沒想」──沒有思緒，連贏的念頭也沒有。他說，大家在電視上看到的，是十幾、二十年持續不斷練習所呈現的精華。

細想這位運動員耐人尋味的答案。聽起來，勝利的那一刻，似乎與平時練習一般無二，同樣是無數練習中的某一次。每次練習與比賽成果累積起來，是否成就了運動員對運動本身的熱愛？我想，這個問題只能由那些經歷這樣過程的人來回答，除了世界級選手，也包括年復一年持續從事特定運動的人。

我們欣羨冠軍選手的勝利，也知道這樣的成果只能透過重複練習才能實現，那我們為什麼逃避這樣的過程呢？這似乎相當矛盾又違反直覺。換句話說，如果大家愛看運動賽事裡破紀錄與光榮授獎的時刻，為什麼要抗拒「從事」運動的日常部分呢？

或許我們不需如專業運動員般的專注鍛鍊，但想找回自己與身體、與動之間的感覺，同樣需要日常的投

入心力，但卻不需昂貴花費，或依賴複雜的訓練課表來讓自己「自我感覺良好」，因為動是天生的本能。箇中訣竅很簡單，答案就在人的身體裡，也就在我們神經系統中。

02

你可以
「毫無疼痛」的
動

任何時間點裡身體感受到如壓力、刺痛、麻木、疼痛和

痠痛都是個訊息或警訊，必須加以重視，

才能知道身體是否到達臨界點，

是否有受傷風險或必須停止練習。

疼痛似乎常見於現代人的生活中，或說生活很難避免疼痛的陰影。多數人聽到疼痛兩字就出現負面聯想。的確，在多數人的印象中，疼痛很多都是因為運動而來。

　　事實上，疼痛是個放諸四海，所有人都能理解的概念，且每個人也各有自己主觀認定的標準。有些人的疼痛清楚明確，也些人則模糊隱微。想討論疼痛，首先要看「是誰的疼痛」，還有疼痛是來自運動、疲勞還是生活模式等。正因如此，我想在此先定義「疼痛」，以免討論失焦。下面討論的疼痛，是依據當你運動／拉伸／健身時，當感覺不適，沒有信心繼續下去，於是決定停止運動並休息的那個關鍵點，也就是「疼痛的門檻」。

疼痛的三種類型

　　「解剖列車」系統創始人湯姆・邁爾斯（Tom Meyers）曾界定疼痛有三種類別，第一種是進入體內的疼痛，例如車禍，或是騎車摔傷擦破手肘；第二種是體內儲存的疼痛，例如手術形成疤痕組織，或是因

脫水、消耗等造成肌肉筋膜扭曲而累積的疼痛，這種痛感常被人歸類為疲勞、痠疼，或是「沒力了」之類的感受，不一定會連結到疼痛。而第一種與第二種疼痛造成的身體組織緊繃與沾黏，累積到一定程度後就形成第三種疼痛。如果你試過深層按摩，或是中醫的拔罐，就知道何謂第三種疼痛。

十多年來的運動教學經驗，我看到後兩種疼痛類型無所不在。說到延展肌肉與拉伸筋膜，最受歡迎的運動形式就是瑜伽。想觀察身體組織相互連結的各種面向，瑜伽是最好的選擇。當人們伸展時，多少會感到緊繃與限制，這種緊繃、痠痛與疼痛的感覺，代表神經系統正在與你逐漸覺醒的意識相互溝通。

當你做到某個姿勢，等於鬆動了身體組織裡積聚的緊繃與痠痛，接著是釋放的過程。不過若是欠缺正確與謹慎的引導，練習者可能會為了減少第二種疼痛，而不小心造成第一種疼痛。最初，練習者並沒察覺自己「過度伸展」，但日積月累下來，直到真的造成損傷，才發現原來一直都練習過度了。

初學者的盲點

　　有次在我晚上的瑜伽課，課前五分鐘我接獲通知，課堂裡有位初次做瑜伽的學生。此時教室裡已經擺了三十張瑜伽墊，相當擁擠，我在心裡記住這位學生的位置，讓每個人坐定，準備開始上課。教授一班程度參差的學生，不論人數多寡，都比教授一班程度整齊的初學者或進階學生更耗費精神。隨著課程進行，這位學生還算跟得上，我隨時注意她，並指導她做簡單版本的體位法。

　　課程來到坐姿體位法時，大家都算熱身完畢，我注意到新同學做前彎時，試著模仿隔壁的朋友，想讓手抓到腳趾。她的上背拱起，膝蓋屈曲，努力想用手碰觸腳。我示意她停下，在她臀部下方用摺疊的毛巾墊高，幫助她稍微放鬆目前緊縮的腰椎及腿筋所帶來的限制。我簡單指示她保持臀部固定，從髖關節屈曲微微前彎，不要想抓腳，保持肩膀和頸部放鬆，然後不要緊張，注意維持呼吸順暢的品質。

　　等我檢查完其他學生的姿勢後，回過頭發現，她又回到原先過度使勁的姿勢。我再次請她放鬆肩膀與脖

子，將專注力放到兩腿後側，以及骨盆傾斜的角度。結果我轉身一看，她還是無視所有的調整，不惜一切代價，就是要在前彎中抓到腳趾。

看到這樣的情形，我讓其他學生進入修復的姿勢，再走向她，輕聲解釋，瑜伽並不是極限運動，無所謂贏家，如果她堅持這樣撕扯薦骼關節（連結薦骨與骼骨的關節）或拉扯膕旁肌群（大腿後側肌群），只會輸掉健康。此時她總算心不甘情不願的放棄過度拉扯身體，一臉挫敗，顯然她急著想跟上隔壁朋友的程度。

瑜伽可能帶來傷害？

二〇〇九年我回到台灣，繼續擔任全職瑜伽老師。很多人告訴我，他們對瑜伽的印象就是「拉筋」。最初我覺得這詞滿有趣的，但經過一年的教學，我發現這個觀念無所不在，實在相當令人擔憂。我教過許多香港的外國學生，也在東南亞開過課，做瑜伽的好處，在西方經過健康雜誌與健身產業的推廣，已經十分普及，而數十年來大家也愈來愈了解，哈達瑜伽是一個訓練連結身心整合的運動系統。但醫療保健及醫界也

不時有人提出警告，做瑜伽時若不注意也可能受傷。

　　《紐約時報》二○一二年曾刊登一篇文章〈瑜伽如何搞壞你的身體〉，讓瑜伽更為聲名大噪（或說惡名）[1]。這篇文章循序漸進，旁徵博引，提出大量調查研究和案例來支持其背後論證，也就是 —— 練瑜伽會搞壞身體。這篇報導在瑜伽界掀起不小震盪，許多老師與練習者都提出回應。但報導中提出的傷害例子無可辯駁，無論是來自瑜伽從業人員，或是一般練習者受傷的統計。練習瑜伽體位法的確可能造成傷害，就跟從事任何運動一樣，運動傷害的風險確實存在。

　　《紐時》那篇文章中有個特別經典的例子：一名二十五歲的男子因為重複練習某些伸展與拉扯頸部的姿勢，導致伸展的壓力累積到超越「生理容忍」的程度，造成嚴重的頸部椎動脈損傷。這是身體為了預防或消除第二類疼痛，而產生的第一類疼痛。報導中說，患者每天自己練瑜伽，持續了一年半後出現這些

注 1.〈How Yoga Can Wreck Your Body〉（ http://www.nytimes.com/2012/01/08/magazine/how-yoga-can-wreck-your-body.html?_r=0 ）

症狀。《紐時》記者指出，醫生說瑜伽是「導致受傷」的原因。

我想強調的是，這位醫生所指的「瑜伽」，其實是一般人理解中「變化各種姿勢排序」的瑜伽。我們不能把人的身體當作汽車、電視機或DIY家具來對待，也不可能根據使用手冊來學習「操作」身體。書籍或DVD裡的指示，無論再詳盡再豐富，都不可能創造一個「無風險」的運動條件或環境。練習某個體位法跟這個姿勢可能帶來的益處或危險，兩者的因果關係要靠經驗豐富的老師來判斷。

身為瑜伽老師多年，持續的教學、練習和進修讓我深切了解到，要帶領一整班的瑜伽學生，預防他們在練習時受傷，需要深厚的專業與教學經驗，以及日復一日的專注覺察。這也是身為運動教學者最大的挑戰之一。只有具備豐富專業與經驗的老師，才能決定特定瑜伽姿勢是否適合特定學生練習，同時老師也該創造合適的環境，再讓學生安全地進入姿勢。

具備「身心感受同理的智慧與能力」，並不只是褒揚瑜伽老師的形容詞，而是瑜伽老師認真發展專業能力，加上真誠努力的進修、練習與自省的成果。

感受臨界點

瑜伽老師引導學生進入姿勢，特別是會引起各種生理變化的複雜姿勢，這時老師的指令與學生的反應會相互形成一個回饋檢討機制；任何時間點裡身體感受到如壓力、刺痛、麻木、疼痛和痠痛都是個訊息或警訊，必須加以重視，才能知道身體是否到達臨界點，是否有受傷風險或必須停止練習。

從事運動的過程中，身體歷經了什麼樣的改變，絕對是不可忽略的一環；身體移動的生理，以及感受「臨界點」，也需要被重視。這個「臨界點」包含一切關於疼痛、痠痛與所謂「開展」的感知。

因為有多年經驗，加上涉獵各種形式的運動，我愈發明白，我們移動的當下，同時也在不停建構與重建我們的神經系統。教練或老師的作用是幫助學生依照其運動的理由來調整練習，也就是要打造一個架構，涵蓋身體移動及應運而生的身體感受。如瑜伽或太極這種複雜的身心運動模式，非常要求動作細緻與精確。練習者需要全神貫注，因為每個動作帶來的刺激與感受皆相當強烈與深入，有時可說是席捲而來。有

益的筋膜與肌群拉伸，與過度拉扯某個肌群而傷害到另一個肌群，中間的分野是非常模糊的。

我看過練習者很誇張的拉扯肢體，企圖擠壓成符合某種姿勢的外型，殊不知在拉扯過程中，「感覺和回饋」機制會完全喪失。如果運動造成過度的疲累，實在不可能帶來期望的結果；而很多人居然輕易接受毫不熟悉的激烈運動方式，也讓我費解。

有一次，我看到一個女學生以一種不符人體工學的角度扭著腳踝與小腿骨，想把腳踝拉向髖關節，結果並沒成功。我提醒她，以她目前的身體狀況，要做到姿勢的唯一途徑就是拉扯股骨與髖關節連接處到脫位的地步。她抬起頭，我再問道，「你不覺得左膝有點痛嗎？」她停了下來，看著左膝，並不好意思的點點頭。

學習移動身體的過程中，常自我檢驗潛意識如何接收疼痛和感受非常重要。你可以稍微回顧過去的經驗，是否自己也有這樣的誤解與迷思。「一分耕耘，一分收穫」的另一面是「痛苦是暫時的，榮耀是永遠的」。對大多數人來說，疼痛和運動似乎密不可分，而曾因運動或意外遭受嚴重傷害的人，絕對清楚這些疼痛不可能立即消除。

活得健康，需要一副快樂的軀體。運動絕對是養成快樂身體，以至於精神煥發的良方。但請謹記，有益而健康的運動，也就是「毫無疼痛」的身體運動，絕對是可以企及的。

走 法 是 天 生

人在行走時，從腳底到頭頂，

從雙腳、骨盆和脊椎展現了一連串骨牌效應。

我們的姿態與走路，訴說了我們一直以來如何動的紀錄，

也是身體狀況的具體展現。

知名物理學家亞德里安‧貝簡（Adrian Bejan）在二十年前提出「構型理論」（The Constructal Law），這條充滿開創精神的物理定律，描述演化的趨勢與行為，在於提高一切生命乘載流體的流動效率。二○一六年，貝簡出版《生命的物理學》（*The Physics of Life*）闡述這個理論。在美國《國家地理雜誌》的專訪中，貝簡解釋，一切事物，包括無生命的系統，都是以改善內在流動來得到進化」。具體來說，「自然演化就是要減少摩擦，以便更順暢的流動。」文中也提出一些例子，像是動物遷移、河流三角洲的形狀，以及熱力學原理等。

　　我讀著這篇專訪，心裡不停響起「沒錯！真是這樣！」的共鳴。貝簡的研究揉合了身體與身體移動的科學，也恰如其分的解釋了我的經驗與觀察。當人體處在運動狀態，會自己找到當下阻力最小的「移動」路徑。看奧運轉播時，常有慢動作播放運動員完成比

注 1：〈What's the Meaning of Life? Physics.〉（http://news.nationalgeographic.com/2016/05/physics-evolution-life-constructal-law-bejan-ngbooktalk/）

賽的過程，以跳高比賽為例，可以看出為了達到對抗引力與突破距離所需的速度，參賽者的整個骨骼肌肉架構會自然而然的調整力量分配，以便精確而流暢的完成比賽。

走路是很節能的設計

從人體的完美設計，尤其是人類用兩條腿直立行走，更能貼切證明這個定律，因為我們走路使用的能量非常精省，幾乎算得上是「免費」。這裡的「免費」，意指熱量的消耗。

我們每天做的每件事，都需抗拒地心引力。我們得對抗引力的牽制，才能在空間裡移動自己的重量。我們對這個過程習以為常，不假思索，只有在扭到腳踝或是膝蓋韌帶受傷時，才會注意到引力、空間與受傷之間的關聯。

人的每次移動都需要「成本」，也就是能量，如踮腳去開上層碗櫥、抬起手臂擁抱親人，或在床上醒來時坐起上身。我們必須先有能量，才能消耗能量；而讓我們行走時擁有「免於」能量消耗的奇蹟，則完全

仰賴結締組織的內在設計——這些組織回應引力與地面的作用，讓我們能用最節能的方式來行動。

或許可以先從另一個角度來談談身體的自然傾向。

不論有沒有上過瑜伽課，很多人都做過四肢著地的跪姿，然後再伸直雙腿，進入平板式。這也是伏地挺身的準備姿勢，承受體重的四個點落在雙腳以及肩膀正下方的雙手。接著彎曲手肘，身體放低至僅略高於地面。這個動作在瑜伽裡稱之為「鱷魚式」。理想上，身體應該像板子一樣平坦，與地面水平。

我刻意省略了手肘在這個姿勢中該「如何」彎。要是整間教室裡都是初學者，你可以看到形形色色的彎法。如果有十五位學生，可能就有十五種身體做到這個姿勢的樣子。

當人必須做出某個動作時，身體自然會想辦法找到阻力最小的路徑來達成使命，也就是最不容易對當下「外型」產生阻力的方式。

這個外型指的是肌肉和關節目前的狀態。假設動作者的後腰較弱，他的臀部可能抬得較高，整個身體像是金字塔狀。如果是核心肌群較弱，身體會垮向地板，換成胸口使力，以便保持腹部骨盆不致下沉太

多。如果是肩膀很緊繃，這人應該會聳肩擠脖子，手肘往兩邊撐開。在瑜伽教室裡要看到一隻輕鬆寫意又充滿力量的鱷魚，實在難上加難。

多數人以為「沒力」是因為肌肉「不夠緊實」。其實，肌肉緊繃無法放鬆也會造成「無力」。肌肉緊繃跟鬆垂，都會妨礙日常生活跟運動時的動作順暢程度。如果你的整體「外型」已經出現不平衡，一切動作的過度使力，都會過度使用已經慣用的肌肉；也就是說，應該分攤運動量的部分肌肉「沒力」，所以某些肌肉就得擔負起過多的功能。

用單腳站立這個動作可以輕鬆解釋這個道理。請站在鏡子前觀察自己用單腿平衡的樣子，觀察重點放在骨盆，你哪邊臀部肌肉比較短，骨盆就會朝那邊歪斜，然後我們的腿部肌肉會依據骨盆轉動的程度來啟動或收縮，所以人體能保持直立而不致摔倒。另外，你還可以注意自己的腳尖朝向哪邊。為了讓自己站穩，有些人的身體可能歪一邊，屁股往後翹，或是腳尖往外，有時就算這樣也還是無法平衡。

身體就像一塊果凍

到底身體如何能順暢而有效率的移動呢？身體解剖的科學與走路的機制十分複雜。簡單來說，請想像一塊沉重黏膩的果凍，形狀像個管子，大約一百公分高，與一般孩童相當。果凍裡面有長形、正方、圓形、橢圓等各種形狀的木頭，「凍結」懸浮在這塊立體的果凍裡。

如果把這塊果凍放在凹凸不平的表面，像是石板路上，果凍的底部會順著石板的表面往上或往內凹陷。再仔細觀察就會看到，往內凹陷的部分會推動懸浮的木塊，於是木塊會往不同方向移動。如果把果凍移回平坦的表面，果凍的底部又會回到原來的形狀，原先四散移動的木頭也會回到原來的位置。但是，如果把果凍移到沙灘上，果凍可能會稍微下沉，內部的木頭位置也會出現調整。

這個粗略簡化的意象，也適用於關於身體移動的想像。整個人體就如同這塊果凍，八〇％是水，其中懸浮著器官、肌肉／韌帶，濃稠血液等。行走的時候，整個身體會持續回應腳下的地面，跟隨關節移動來轉

換形狀。其中影響因素很多，包括地面的質地、行進的速度等。走路時，有些肌群會收緊（稱為前負荷〔preload〕）；有的肌肉會收縮以便吸收震動跟預防跌倒。當後腳跨到前腳之前並著地時，會帶著相關肌肉提起腿並造成「回彈」的力量。

人在行走時，從腳底到頭頂，從雙腳、骨盆到脊椎展現了一連串骨牌效應。大自然的美妙設計讓人嘆為觀止。我要強調，身體真的不是像醫院看到的骨骼模型那樣，每塊骨頭都是靠鐵釘固定的。如邁爾斯所言，人體的二〇六塊骨頭是浮在凝膠海洋般的物質裡（也就是上面所說的果凍）。而筋膜組織則如同漁網一般，網住及包圍其中一個個成員，包括腹腔／胸腔的器官、肌肉、骨骼等。

特別要指出的是，若能持續一定節奏的步行（不同於走走停停的逛街走法），只需要用到三十八％的有氧能力！大自然的設計就是如此，就像鳥天生會飛翔，魚天生就是要游泳，我們也是天生就要行走。當我們形容某人走起來「腳下如風」，不就是說這走法毫不費力，輕盈又迅速嗎？走路的背後，真的是門學問！

你可能會好奇，骨骼肌肉如何固定，又怎麼完成每

動，找回

天活動所需的數百萬不同動作？除了依靠筋膜這個黏著的生物纖維將我們的細胞固定起來，另一個關鍵因素可用「張力均衡」（Tensigrity）來解釋[2]，也就是人體整體結構是透過張力平衡來維持外型[3]。

力量的獲得與消耗

先前曾提過，人體動作的本質，就是以少少能量達到目標效能，效能成功傳遞的因素之一就是結締組織。而人體移動的第二個重要概念，就是這些動作背後如何獲得能量（力量）。

「力量」不過區區兩字，卻是現代人在各個方面努

注2：張力均衡結合了張力與完整性，由美國建築師、設計師與發明家富勒（R Buckminster Fuller）提出。

注3：有興趣的讀者可以參考邁爾斯與 Earls 的大作，裡面清楚解釋了張力均衡在人體跟移動間扮演的角色。

1. Earls, James. 2014.《生來就能走》（Born to Walk. Myofasical Efficiency and the Body in Movement. Lotus Chichester, England: Lotus Publishing.）

2. Meyers, Thomas. W. 2014.《解剖列車》（Anatomy Trains. Myofascial Meridians for Manual and Movement Therapists. Third Edition. Churchill Livingstone Elsevier.）

力追求的目標。在此所指的「力量」，是指促成各種移動的背後力量。貝簡博士把「力量」講得很優雅：生活的基本行為就是移動，但移動本身需要被推動。我們必須製造出「推力」來促成移動，這就是力量，而力量生成後就消耗掉了。換句話說，我們看不到力量，只能看到力量產生的結果。

關於人體移動力量展現的完美例子，就是「最快的男人」博爾特（Usain Bolt）。只要看到他宛如閃電般縱橫田徑場的身影，就可以明白這個道理。博爾特的優異表現，正好顯示了貝簡博士所說的力量，力量一旦生成，隨即耗盡，我們在博爾特身上看到的力量產生結果，就是他的速度。

每天的生活、移動，都是身體持續供給自身能量。我們整個身體因應引力與所站立的表面而移動時，有些人動作輕巧如瞪羚，有些人蹦蹦跳跳像兔子般，也有人動起來流暢自如像一尾魚，當然也有人步履沉重如拖著一袋石頭行走。也許這些情況端看當天過得如何，但我們的姿態與走路並非隨機，也絕非偶然，而是訴說了我們一直以來如何動的紀錄，也是身體狀況的具體展現。

從形成受精卵的那一刻起，我們無時無刻不在與世界形成獨一無二的關係。這裡的「世界」指的是，我們身體和其存在的空間，包括與地心引力的關係。周遭世界就是我們標記身體與內在關係的現實方式。整體肌肉筋膜的形狀（也就是這塊果凍形狀）決定我們下一步的動作，而當下的動作本身也同時塑造整體肌肉筋膜的形狀。

　　身體就是用來移動與走路的，當我們長期久坐或少動，這塊果凍會逐漸僵硬枯竭，本來用於輸送養分、水分與化學訊息的液體介質，便會開始阻礙身體的基本功能。如我們久坐且長時間傴僂著後背，探身往前，累積的後果之一便是妨礙了消化功能（食物在彎曲食道的移動方向為向下，由口腔向大腸／肛門，而地心引力具輔助作用）。靜止不動的部位很快就擋住循環，造成停滯，也帶來其他影響。

　　身體的外型，絕不只是承載器官、肌肉和骨骼的「袋子」。正因如此，我們更要明白，為何「不動」會損及身體健康。

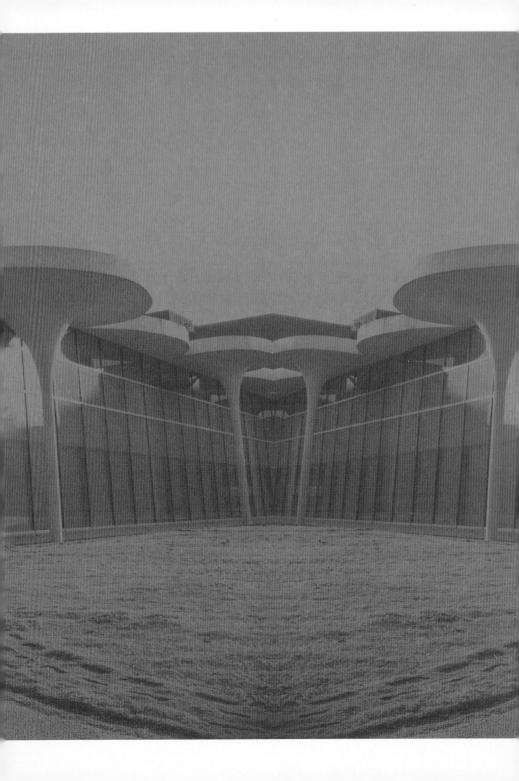

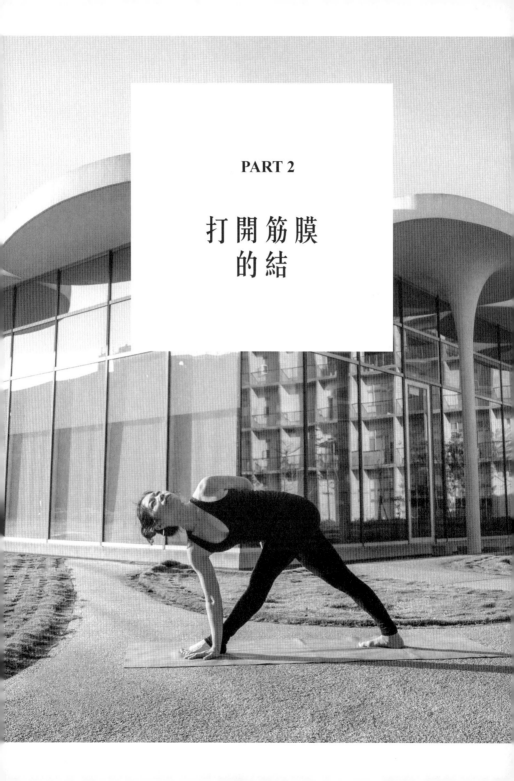

PART 2

打開筋膜
的 結

04

全 然 敏 感
的 筋 膜

筋膜網從頭到腳毫無中斷的連續性，

以及布滿其上豐富的感覺神經及拉伸接收器，

與我們運動時的覺察力休戚相關，

在我們移動時提供重要資訊。

我第一次去印度時，因為要去朋友家作客，不得不買一件紗麗。一位印度朋友陪我去熱鬧市集裡的紗麗店。選好中意的布料後，店員開始量布。看著他拉出似乎毫無止盡的布料，我有點疑惑。剪好的一團布堆放在地上，我朋友接著示範如何穿上紗麗。只見朋友站在那堆布中間，開始「穿」，但她不算是「穿上」衣服，而是從頭開始「做出」一件紗麗。我驚訝地看著她，原來這麼多皺摺所圍起來的連身裙子居然不需要魔鬼氈，也沒有別針或扣子！而印度女生裹在這樣繁複的布料裡，居然能優雅的行動，甚至還能把籃子頂在頭上行走，行動自如且靈活，這樣艱難的任務，她們如何辦到呢？

　　後來，當我第一次學到關於人體的筋膜網如何透過毫不間斷的層疊方式，包覆著我們的肌肉、骨骼、器官，特別是皮膚、真皮、脂肪組織等時，腦子就浮現那次初見紗麗的穿法。

身體內的緊身衣

　　筋膜正是如此奇妙的組織。與其說是筋膜，不如

說是「筋膜網」還能更貼切表達其特質。筋膜網密密包覆整個身體，無所不在，像是從頭到腳的緊身衣，本身是結締組織細胞。結締組織是身體結構的材料來源，而我們外型的「形狀」也如此自然生成。

如同紗麗一般，筋膜像是一張布料，透過結締組織細胞編織在一起。在胚胎期，結締組織的初期形式圍繞各個細胞周圍，增生並分泌出結合彼此的物質。想像這些細胞努力編織出天衣無縫的生物材質，邁爾斯在網絡研討會「運動中的筋膜」中就曾說：「起先筋膜就像個保護套，接著一層層套疊起來，毫無中斷。」

身體筋膜「網」的另一個重要特性是，這讓筋膜能包住並固定所有內臟、肌肉、神經、骨骼等。這無數的口袋是由生物纖維織成的護套。想像你去市場買菜，帶著一大卷保鮮膜。你買的每樣葉菜、馬鈴薯、玉米或水果都各自分別包在保鮮膜裡，最後同一張保鮮膜再將所有的菜全部包起，整張保鮮膜沒有中斷，也沒有空隙。

注 1：請參考解剖列車網站，www.anatomytrains.com/product/fascia-in-movement-webinar-series/

動，找回

筋膜是如何「包裝」著內臟和肌肉（包括附著在骨頭上的肌肉、組織器官的肌肉及囤積在體裡各個部位多餘的脂肪）呢？我在一處意料不到的地方發現這個答案。

　　那是一間美國五金行，我正跟店員閒談，一面跟著他循著貨架找東西。他穿著一條長背心圍裙，前面起碼有八到九個口袋，裝著各種工具，例如剪刀、記事本和筆、美工刀等。他走路行動時，這些東西跟著他的步伐一起移動碰撞；如果他要探身往更高的貨架拿東西，這沉重的工作圍裙不免會限制他的動作，他得拿掉口袋裡的一些工具，才能讓背肌、手臂和肩膀運動自如。

下背痛的常見原因

　　我們的內臟、肌肉、脂肪等也是如此「裝」在腹腔跟胸腔的「圍裙」裡。這兩個腔室從脖子以下，懸在脊椎上。我們像是穿著一條工作圍裙，口袋滿滿都是所有的器官，從脊椎往前懸吊。行走、跑步、跳舞、跳躍時，這些內臟彼此摩擦，每個器官都像是相當有

重量與分量的水球。如果脊椎肌肉和相關筋膜不健康，而脊椎與骨盆位置不平衡，自然會引起疼痛。這正是下背痛的常見原因。

有個跟我上私人課的學生患有慢性疼痛，病因是肩胛骨的舊傷。他形容，右肩胛骨內緣老是感覺痛痛的。有時儘管動的是身體其他部位，似乎與肩膀無關，但那個痛點好像被狠狠拉扯一般。他做過拉伸和健身運動，但無法緩解疼痛，更不可能根治。

我用了一個比喻，來向他解釋這個疼痛的老毛病。某個冬天我去科羅拉多州，那星期正好非常冷，氣溫低到攝氏零下二十度。開車進城之前，我得先穿上六、七層衣服。坐上駕駛座時，我感覺到右臂靠近肩膀的袖子擠在一起，不管我怎麼從袖口拉，或是搖晃我的後背跟肩膀，也無法將袖子弄平整。等到我開到目的地，將衣服一件一件脫掉，一直脫到第五件，我才能好好把袖子拉平。

身體經受創傷時，會將這個力道送向肌肉跟筋膜，試圖分散壓力，因此筋膜跟肌肉的「形狀」會變形。若是沒有適當補救措施，這個變形（也就是撕裂的肌肉與疤痕組織）會逐漸脫水，累積毒素。我們會「感

到」這個部位無力、緊繃，而且常常疼痛。「內在」變形愈多，就需要更多的深層組織按摩來達到受損組織，將毒素送出體外。找到一連串的不平衡需要慢慢探索（如上述例子中，我得慢慢一件一件脫掉外套），有時疼痛的來源可能在身體深處，而且跟真正的疼痛點還有一段距離。

布滿神經的筋膜

這個層層套疊包覆的筋膜網，最令人著迷的是布滿感覺神經，而且數量令人稱奇：肌肉周圍筋膜的神經末梢是肌肉本身的六倍。當然有些肌肉會分布特別多神經，傳統健身和運動的思維認為，伸展或運動的感覺主要來自肌肉，但筋膜網布滿神經的事實，讓我們不得不去思考一件事：伸展或運動的感覺不光是來自肌肉；這些反饋是透過完整的筋膜網和肌肉與筋膜的組合，提供更多訊息給我們。

筋膜網這兩個重要的特質，從頭到腳毫無中斷的連續性，以及布滿其上豐富的感覺神經及拉伸接收器，與我們移動、運動時的覺察力休戚相關，在我們移

動時提供重要資訊。因此，若想動得正確流暢，就必須學習聆聽筋膜的變化。有趣的是，筋膜傳遞身體機制變化的訊息，是透過如同聲波的方式，而且是以音速（speed of sound）傳遞。

幾年前，我在尼泊爾教授國際瑜伽教師培訓。有個二十幾歲的女學生要求諮詢。儘管她當時相當年輕，卻患有慢性下背痛，骶骨兩側筋膜非常明顯的不平衡。檢查過後發現，她的腰薦筋膜一直受到壓力，原因包括兒時創傷、姿勢不良，以及腹部及和下背部肌肉無力等。

某次傍晚上課時，我們正利用瑜伽輔具來支撐，調整她的骨盆位置，以進行正確的骨盆底肌群伸展。我讓她坐在兩塊瑜伽磚上，另一個瑜伽磚放在她的肩胛骨後面抵著牆壁，膝蓋與腳踝下方則墊著毛巾與坐墊。當她身體重量往瑜伽磚下沉時，臀部與骨盆肌肉跟著放鬆，她的表情也慢慢變得柔和。幾分鐘後，外頭街上遊行隊伍突然冒出嘈雜音樂與歌聲，嚇了她一跳。她說，隨著樂聲震動，她的腰薦筋膜突然感覺到一陣震顫傳來，儘管樂隊逐漸走遠，這震動的強度還是持續了一陣子才慢慢褪去。

身體本來就不光是內在運作，也跟外在環境息息相關，這就是個非常貼切的例子，充分展現了筋膜的接收能力十分靈敏而且高度進化。

　　理解了筋膜網的重要與兩大特質，接下來將進一步探討當我們移動時，這些訊息所扮演的角色。

05

感覺 = 知道 ；
無感 = 不知道

我們在動的同時也生出覺知，

並且主動連結神經系統。

身體移動的同時，體內生出新的感受，

就表示筋膜網絡發生了生物力學上的開展與整合。

這天下午的瑜伽課即將開始，學生紛紛來到教室裡坐下，其中有位身材纖細的年輕女孩，她的脊椎長，脖子長，四肢細瘦。我看著她走路的模樣，那是專屬於舞者的步伐，我對她笑笑，然後開始教課。課程中間，我帶著學生進入更有活力的節奏與姿勢序列。年輕女孩看來並不熟悉這些動作，但她本就習於肢體移動與各種動作。

在最一般的瑜伽姿勢下犬式裡，我調整她過度凹陷的下背，要求她上臂肌肉用力，手掌與手指推地。當她從下犬式中舉起單腿時，幾乎跟地面垂直。我將她抬起的單腿放低，調整她站立的那條腿，請她別讓肩膀下垂，胸部往下掉，她照辦了。於是她的單腿下犬式看起來集中而有力，不再是過度伸直以致於卡緊關節的模樣，而脊椎力量分散到四面八方。

靈活卻無感

下課後我們稍微聊了一下。她很想知道瑜伽體位法是怎麼「動」的，她也承認，自己做起某些姿勢儘管有模有樣，實際上卻根本「無感」，因為習舞多年，她

的身體已經鍛鍊得非常靈活。我告訴她，練習瑜伽的目的完全不同於舞蹈或表演藝術。瑜伽體位法的立意不是達到完美的特定外型，身體在體位法裡的展現，代表了練習者生理（肌肉、筋膜、關節）與神經系統（感官與行動）的協調（或不協調）程度。在課堂上，老師的角色是引導學生強化這兩者的連結。正如前面章節所說，多數人都理所當然地認為，瑜伽練習的就是把關節折到最極限的位置，卻不知這樣緊繃的感受同時也完全掩蓋住身體該有的細緻覺察能力。

以這位年輕舞者來說，她在舞蹈領域表現優異，來自關節的活動度極高，肌肉延展性也很強。不過因為重複不間斷的拉伸，改變了某些肌肉和周圍筋膜區域自然收縮與回彈的能力，那些肌群和相關筋膜區域的狀態已永遠改變。隨著時間拉長，這個過程形塑了身體的外型。例如，她的腰部和薦椎區域過度靈活，已經超越一般健康的標準，埋下薦髂關節不穩定的危險因子。

此外，慣性的運動模式使得過度伸展與受到壓力的區域，感官敏感度逐漸降低，因此這位學員也承認自己對動作沒什麼感覺。為了因應運動需求及強度與頻

68

率，長期拉伸的肌肉和筋膜會逐漸緊密，形成更多纖維，於是容易缺水及累積毒素。舞者無法「感覺」伸展，意味著神經網絡無法傳遞拉伸、負荷與緊繃等重要訊息，讓她無法依照運動需求做出調整。看來，她有些神經已變得遲鈍了。

肌肉與筋膜的差異

這裡我們必須先了解，肌肉組織和結締組織之間的關鍵差異。肌肉有彈性，而結締組織像是塑料纖維，具備可塑性。如果你很快的撕扯一個塑膠袋，這袋子很容易裂；但如果是緩慢拉扯這個塑膠袋，它不會斷裂，而會改變形狀，且無法回到原來的樣子。換句話說，施加穩定的張力，會讓它逐漸變形。這是筋膜的關鍵特質，也是多數人的身體逐漸變得失衡、虛弱，和姿勢不佳的原因。導致這現象的原因，可能是累積的拉扯、壓力、緊張，或光是久坐不動。

調整和改善這種日積月累的狀態需要時間，筋膜的形狀才能慢慢重新整合展開，回復到原本充滿水分並且靈活回應的樣貌。這需要專業的復健，以及重新學

習移動，才能讓筋膜和肌肉恢復健康。想修正過去累積壓力的行為與模式，如姿勢不正確、走路方式與運動習慣等，訓練與學習是絕對必要的過程。這個過程一定得結合運動練習與感受能力，這樣的連結會告訴我們如何找到正確方式，啟動正確的肌肉及周圍的筋膜區域。

生活型態導致筋膜僵硬

另一個極端的經典例子，則是我在香港的一位學生。他算是初學者，大約三十幾歲，是個專精公司法令的律師。他會一早先來上瑜伽課，再進辦公室。他的身體類型與前面那位年輕舞者完全不同：走路時拱背，身體微微探向前方，膝蓋微彎，骨盆後傾。他的步態與站姿再再說明了他的生活方式，那是經年來「在辦公桌前久坐，欠缺運動」，導致整體肌筋膜僵硬的外型。

對這位律師來說，光是找到正確的站姿，將雙腳、臀部、脊椎擺到正確位置，就是一番苦工。某次下課後，他走上前來，一面擦著額頭的汗，一面問我：「我

要練多久才能多點柔軟度？」我端詳他一陣子，請他坐下，他的口氣十分沮喪，因為三個月來固定上課，卻沒看到什麼進步。我常在學生臉上看到同樣洩氣的神情，很多練習者聽說持續練習可以看到改變，但有時幾個月，甚至幾年下來，始終卡在同樣的狀態，身體一樣僵硬，也沒感到身體活動度變靈活些。

我知道他需要的不僅僅是加油打氣，而是針對瑜伽體位練習過程的「再教育」。於是我坐在地上，示範最簡單的坐姿直腿前彎的兩種版本，請他好好觀察。他看了一會兒，告訴我，第一個版本裡，我的上身看起來只是靠在大腿上「休息」，而我的膝蓋與腿後側都沒有貼在地面上，也就是說，大腿跟地面有些距離。而第二個版本中，我並沒有前彎太多，但大腿後側貼地。然後我問他，兩種版本能量上感覺有什麼不同嗎？他點頭道，第一種感覺散漫想睡，第二種則相當警醒有活力。

在第一個版本裡，我全然沒用到肌肉的力量，只從髖關節往前彎，所以整個姿勢裡，我是依靠自己靈活的髖關節，精神毫無專注。在第二個版本，我從臀部肌肉到雙腳，整條腿都用到了，像是拉一張弓，需要

身
體
的
快
樂

清楚了解並全面啟動我的感覺與運動神經，來控制腿部肌肉。同樣的身體，做出同樣的姿勢，但兩種版本看來卻是截然不同。示範之後，我坐下來跟他解釋，如何全面性的理解這個問題。

感受內在的變化是關鍵

首先，他可能覺得，班上其他學生，特別是女生，都比他更能輕鬆進入姿勢。但事實未必如此，因為多數人無法體會到身體在瑜伽體位法中的內在變化。其次，體位法中，身體內在經歷且延續的過程，才是瑜伽練習的目標。他聽完我的解釋後沉思了好一會兒。

接著，我請他起身，做站姿前彎，但只要前彎至上身平行地面即可。他很快的從髖關節前彎後站直。我問他，在進入姿勢的過程中有什麼感覺？他答：「很緊。」我帶著他深入觀察：「再試一次，這次雙腳扎根，雙手放在臀部上，吐氣時慢慢前彎。上身跟地面平行後，告訴我有什麼感覺，緊的地方在哪裡。」他照著做了，說：「臀部後側緊。」「還有呢？」他停下來，說：「從臀部到大腿及膝蓋後面。」我請他站起

身，說：「這就對了，你剛才做的就是瑜伽。」

這位學生拚命前彎時，唯一得到的感受只有緊繃，而為了能突破自己的限制，他的動作又加深了緊繃。這樣「想要把姿勢做好做滿」的單一企圖，反而阻止他接收皮膚、肌肉和筋膜網發出的訊息。儘管他已經十分努力，身體依舊無法接收他的指令，於是自然生出沮喪，甚至憤怒。此時，他的中央指揮系統，也就是大腦，充斥了用力伸展的念頭，心智則塞滿了「挫敗」、「廢物」等惱人的念頭。

而我引導他進入前彎時，他放下了急於成就的心情，依照身體伸展的感受，慢慢進入姿勢。身體動作本身，啟動他感受感知的能力。這樣的出發點既微妙又深刻，因此他的姿勢也出現一百八十度的大轉變。

他看著我，眼裡閃爍了一絲希望的光，「謝謝你！」離開的步伐也輕快許多。後來再看到他，瑜伽墊上的動作多了一點柔軟，神色平靜，嘴角甚至帶著喜悅的微笑。從他的動作仍能看出因為某些肌群太弱或緊繃而受限，然而我可以感覺到他的呼吸慢慢進入了每個動作，透過神經系統運作，在每個動作裡「感受自己的方式」。我相信過些時候他會愈來愈柔軟。當然，改

善幅度還要視個人因素而定，像是遺傳與飲食等。

重新訓練身體的感知

這個律師的例子，代表多數人身上都看得到的問題：久坐少動的生活方式會造成什麼樣的筋膜毛病？除了肌肉欠缺鍛鍊與使用所造成的虛弱／緊繃，筋膜的狀況，以邁爾斯的用詞，則是「感覺像是」增厚、僵硬、變亂。這跟之前那位過度柔軟的舞者一樣。筋膜網的可塑本質就像一塊擺在料理台上的麵糰，放了幾星期或幾個月，必定乾燥硬化，無法塑形，就此被「固定」於擱在料理台之初的狀態了。

上一章曾提到，筋膜的感覺接受器比肌肉多六倍。如果筋膜變得緻密阻塞，運動時我們對於身體機械訊息的感知便會減少，甚至接收不到。如此一來，我們運動時，幾乎感受不到筋膜層面的變化，而「感受不到，就不存在」。

無論是過度靈活、肌肉過度鍛鍊，還是全然僵硬或鬆軟無力，當事人可能因為受傷，或身體狀況百出而欠缺感知能力，無法察覺到。因此，嘗試新的健身

課程或平衡現行的主要運動模式之前，應該記住：運動中的各種移動、姿勢，都是身體學習實驗協調的過程，而且需要練習。我們一方面學著移動，另一方面，習得的移動方式能讓我們逐一打開筋膜和喚醒神經。

我喜歡把各種「動」的方式，都視為是訓練我們的感知智慧。我們在動的同時也生出覺知，並且主動連結神經系統的感覺神經與運動神經。不論是更為精進的表演或運動，還是受傷後的復健治療，這都是關鍵。身體移動的同時（包括跳舞、做瑜伽、打網球或游泳），體內生出新的感受，就表示筋膜網絡發生了生物力學上的開展與整合。

接下來，我們會開始動一動，實際體會筋膜網的開展與感知，並且運用在日常生活中。

06

喚醒筋膜的感受力

兩個練習，感受筋膜的放鬆與回應

我們已經知道，感覺神經布滿了筋膜網。請想像許多不同種類的神經，在膠狀的纖維質地裡載浮載沉。筋膜網是神經系統的延伸，將觸摸、壓力、緊繃等訊息回傳給大腦（同時還要進行內部溝通，安全有效的分攤緊繃負荷）。此時，筋膜網的另一個重要特質——水性，就扮演著關鍵角色。

除了構成整個筋膜網纖維的結締組織外，筋膜網的另一個主要成分是所謂基質（ground substance）的水狀膠質。基質會與水結合。這種水狀基質（基質、連結的水分，及自由流動的水分）所形成筋膜網的結構和大小，會影響水分、養分和訊息的傳遞，及代謝廢物和毒素的排出。

灌溉與排毒渠道需要天天維護

筋膜網這個護套會在身體各處摺疊成許多褶口和口袋。身體要如何滋養這些摺疊與口袋裡的所有細胞？想像一處環繞山谷的廣闊稻田，需要適當的灌溉和排水渠道來種植和滋養作物，筋膜網正是灌溉和排水系統的一環。膠狀基質的黏度及筋膜纖維的稠密度，

影響了身體中數萬億細胞的整體含水度。含水度好，傳送水分、養分、氧氣和荷爾蒙等訊息的能力均會較佳。若要灌溉渠道暢通，第一要保證沒有堵塞，而且必須天天維護。

如果受傷、壓力或久坐的生活方式造成某些區域的筋膜變厚、變密和硬化，代表筋膜脫水。緊繃、糾結和水分不足的筋膜，無法正確執行其做為溝通網路，以及分散／輸送／排除渠道的雙重功能，這個網絡便會出現問題。細胞無法排出毒素，也得不到養分。

試過深層組織按摩的人，一定記得按摩完後那種疲憊想睡的感覺。在我教授瑜伽的那些年，學生上完一堂適合自己程度的瑜伽課，當課程末了，學生進入大休息時，常能聽到粗聲呼吸，甚至發出鼾聲。學生從幾分鐘的淺眠或沉睡中醒來後，總不免感到難為情。我會笑說，這是對老師的讚美。因為一連串的瑜伽序列，能讓筋膜「擰」出毒素，讓大家得到深層放鬆效果。同時，糾結的筋膜纖維經過運動打開後，本來阻

注1：請參考解剖列車網站，www.anatomytrains.com/product/fascia-in-movement-webinar-series/

動，找回

塞的傳輸通道變通暢，乾枯的細胞就能得到需要的滋潤。

感受筋膜的含水性及筋膜如何回應移動，是打開筋膜溝通密碼，提高身體覺知的第一步。下面是兩個練習，可以讓你對於筋膜有初步的體驗與了解。

練習一 澆灌

| 目的 |

這是相當常見的肢體運動，目的是提高身體覺察，具有復健功用。

澆灌練習是簡單但深層的放鬆過程，隨時都可以做，可培養運動意識，也就是移動的覺察。現代生活往往要求我們大量使用視覺和聽覺，但做這個動作時，請把焦點和注意力從大腦移開，專注在肌肉、皮膚、筋膜這些生物組織網絡，就能透過這些移動進入冥想。

| 步驟 |

❶ 找一處夠大的地面，你可以躺著滾兩到三圈都不會

遇到障礙。木質地板最好，大理石或水泥地可能會太硬不舒服。仰躺一陣子，感覺後背，特別是脊椎曲線與地板接觸的位置。如果你的下背有毛病，可以用長抱枕，或是捲條毛毯墊在大腿靠近膝蓋的下方。感受一下臀部、大腿後側，和小腿肌肉的重量沉向地板。停留約兩到三分鐘。

| **覺知重點** |

感覺到後腰（腰椎）與後頸（頸椎）兩處是離開地面的。

❷ 轉身趴著，臉可以側向舒適的一邊。給身體幾分鐘，感受地心引力的力量。停留約三分鐘。

| **覺知重點** |

在每一次呼吸裡，你會感覺身體和地板的接觸面積又多了一點，感覺身體像奶油般逐漸融化。身體裡的液體會依據位置來回應外在空間與引力。但我們最終不會融化成一攤奶油，因為筋膜完整細緻的包覆與套住整個身體組織。

動，找回

❸ 現在轉向右側（如果不舒服的話就轉向左）。膝蓋和肩膀垂直朝向天花板，腳踝、腳、手臂和其他身體部位調整到不費力也不緊繃（肌肉沒有受到擠壓）的位置，停留五分鐘。

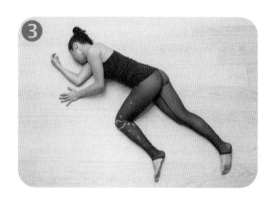

| 覺知重點 |

觀察身體，特別是臀部和肩膀周圍，頸部和下頜線的緊張。維持側臥位置，但試著放鬆任何明顯緊繃的肌肉。移動四肢，擺在舒適的角度，身體的任何部位都不需要為了保持外型而收緊。

❹ 等感覺不出明顯緊張的狀態後，從骨盆稍微往前傾（往地板的方向），像是容器要倒出水的感覺。

| 覺知重點 |

當骨盆往前傾時，觀察身體如何迅速反應，及軀幹如何很快的跟上這個變化。不要用意志控制或阻止這個動能跟方向。

❺ 此時再次面對地板趴著，腹部和胸部朝下，膝蓋彎曲或伸直，像個洋娃娃被放在地板上。停留三十秒到一分鐘。

❻ 從趴著的姿勢，現在以身體自然本能的動作程序翻身至另一邊。先轉動骨盆，朝向天花板，臀部慢慢往地板方向移動。等到整個身體往下的重量增加到足以推動腹部位置的液體，身體就會翻過來，肚子自然朝向天花板。

動，找回

❼ 重複步驟 ❶ 至 ❻，從左側開始，肩膀和膝蓋垂直天花板。以同樣的動作序列慢慢感受骨盆與肩膀的運作。

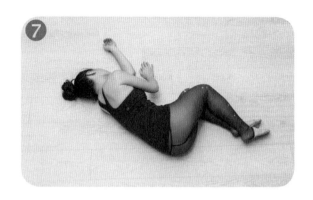

———
· 小叮嚀 ·
———

如果觀察不到什麼，或是感受太細微模糊，不像我說的那樣清楚，也不必灰心。靈敏度要靠練習，只要每次都將移動連結到大腦與神經系統的感知與接收，就能漸漸找到更深層的舒適與放鬆，也愈來愈滿足。

公主與豌豆

| 目的 |

　　這個練習名稱的靈感來自童話故事「公主與豌豆」，也很貼合我在瑜伽教學的經驗。我教授陰瑜伽時，用很多瑜伽輔具來支撐或調整學員的姿勢。我稱之為「瑜伽家具」。通常從一個姿勢換到另一個姿勢，或從身體的一側轉向另一側時，會需要重新調整輔具。有的學生跟著指令，細心把輔具安置好，但多數人是馬馬虎虎，毛毯亂摺一通敷衍了事。

　　對於瑜伽墊與輔具調整草草了事的人，多半是因為匆忙或欠缺耐性。這是神經系統壓力的徵兆。對於這類學生，我會請他們把自己當成公主，嬌生慣養，床墊下連一顆豌豆都不可以有，通常全班聽了就笑起來，也明白我的意思。

　　這個練習能幫你體會，當身體接觸環境，受到壓力時，筋膜如何傳遞這些訊息。另一個觀察重點是，筋膜回應與分散壓力的方式，也就是如何收緊周圍部位的肌肉。

❶ 準備一隻襪子和三條厚浴巾。將浴巾摺成長方形（即對摺再對摺），然後將三條摺好的浴巾疊起來。將襪子捲成一個球，像是收納乾淨衣物那樣，把襪子放在浴巾右半部約中間位置。

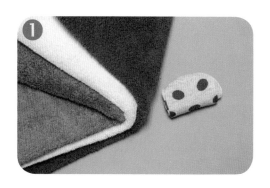

❷ 躺下來，頭在地板上，肩膀至肩胛骨的區域在浴巾上。停留兩到三分鐘，讓身體慢慢沉向地板。

| 覺知重點 |

也許你會感覺到右肩區域在三層毛巾下面有隻襪子，也可能沒有感覺。如果你感覺到襪子，請保持心智中立，知道有個東西頂在右肩就好了。

❸ 拿掉一條毛巾，躺在兩層毛巾上。躺著約三分鐘。

┃ 覺知重點 ┃

現在你應該更能感覺到右肩下方的襪子。觀察筋膜如何把感覺傳達給你。多數人會更容易感覺到襪子。有些人感覺脖子肌肉有些拉扯，有些人則感到下背收緊，也有人的緊繃是來自左肩。有些人甚至感覺到後腦勺枕骨附近的緊繃。

❹ 最後再拿掉一條毛巾，躺在一條毛巾跟襪子上方。停留一到一分半鐘。

┃ 覺知重點 ┃

現在你應該更能感覺到襪子的存在了。觀察剛才的拉扯是否還存在，還是出現了其他位置的緊繃。

　　以上兩個練習，可以讓你對於筋膜的存在有初步了解和體會。筋膜可以在一瞬間感受到空間的變化，不論是我們從室內走到室外，還是改變身體姿勢。但

筋膜分散緊繃，以及因應外在環境變化的速度快或緩慢，取決於我們目前的筋膜結構形狀。如邁爾斯所形容，拉扯筋膜網的一角，就像「毛衣勾出了一段線頭」。這根被勾出來的線，可能會破壞毛衣的部分甚至整體花樣。如果你碰到寶貝毛衣脫線，就能明白這個意思。

儘管我們的覺察能力會因為生活壓力而鈍化或疲勞，筋膜一直渴望得到我們的注意。「慢下來，感覺你現在的感受」就是最有效的減壓方式。

07

「走」出優雅
與協調

四個練習，強化肌肉與筋膜的連結

我很喜歡在候機時，觀察各色人等來來去去的姿態。機場是觀察人們行走的最佳場所。多數人行走有個明確目標，像是朝登機門快速走去，追著孩子跑等；也有些人比較悠哉，但雙眼盯著手機，慢慢走。換句話說，多數時間我們走路時都是以自動導航的形式，毫無覺察的移動。

正因為處於毫無覺知的狀態，雙腿從腳跟、膝蓋，一路到髖關節及臀部之間，常常幾乎沒有連結，也極少啟動肌肉與筋膜。背後的原因可能來自生活方式、遺傳、運動方式，或是欠缺運動。而在現代，我們選擇的鞋子也會影響到下半身的筋膜形狀。

多數人比較嚴重的情況是，走路時感到非常疲倦費力，像是拖著一塊大石。這就是某些肌肉「睡著了」，而包覆肌肉的筋膜緊縮沾黏，如臀大肌與和闊背肌，也因此身體無法運用筋膜延展時回彈產生的能量，肌肉只得以消耗卡路里這種高成本的方式，推動身體向前。自然賜給我們行走時幾乎不必消耗能量的本能，但我們卻失去了這個禮物（筋膜組織回饋的能量可達九十三％），還多了各種疼痛和不適。

接下來的三個練習，目的是從中再次強化肌肉與筋

膜的連結。練習時請保持覺察。你可以每天做一到兩次，如果能在日常活動裡加入這些動作會更好，能讓你的呼吸、姿勢與行動愈來愈協調。

練習一 躺著走

| 目的 |

理想的步行是流暢且有效率的整合相關肌肉與筋膜群，然而這樣的連結在現實中總是或多或少的流失了。透過這個練習可以強化覺知，學習行走時從腳底到骨盆頂端和下背的連結。

| 步驟 |

❶躺在地板或瑜伽墊上。可以摺一條毛巾墊在後腦勺，這樣會比較舒服。輕鬆的躺一分鐘左右，接著開始數息，吸氣及吐氣長度各約三到四秒。持續四分鐘。

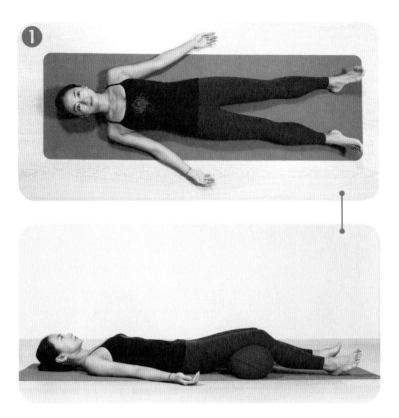

▲ 如果覺得下背不舒服，可以用抱枕、坐墊或毛毯墊高膝蓋，放鬆下背。

❷ 彎曲膝蓋，雙腳踩在墊子上。

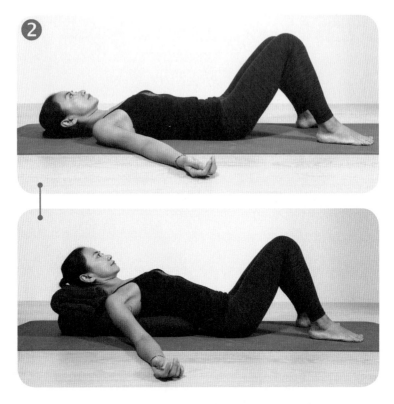

▲ 如果這樣的姿勢讓下背不舒服，可以用抱枕、坐墊或毛毯墊高下背和頭部。

❸ 雙腿倒向一側，再換邊，重覆數次後，雙腿回到中立位置。

❹ 身體躺著，臀部上半貼地，想像你開始用臀部走路。當你用兩邊臀部行走時，膝蓋也會跟著腿一起動：當右側臀部「想像跨步」而抬起時，兩腿膝蓋會稍微往左；當左側臀部抬起時，膝蓋會往右。練習兩分鐘。

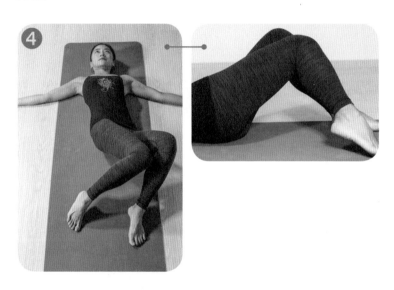

| 覺知重點 |

用右臀部行走時，除了腿向左側擺動、膝蓋往左外，右側腳跟的外緣也會離開地板；用左臀部行走，左腳跟外緣則會離開地板。

❺ 雙腿再次回到中立位置。現在想像腳掌被強力膠固定在地板上，再次用臀部行走。先從右臀開始，你會發現自己無法跟步驟 ❹ 一樣行動自如。再換到用左臀行走。重複這個步驟，練習三分鐘。

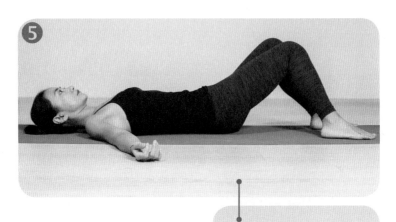

| 覺知重點 |

由於雙腿腳掌黏在地板上，你可以感到右臀部外側和右大腿外側的肌肉得到充分拉伸。感覺左右兩側臀部的拉伸程度和效果是否相同。

❻雙腿回到中立位置。再次用臀部行走，但這回雙腳能夠活動，從右臀開始，然後換左邊，練習兩分鐘。

| 覺知重點 |

當腳掌沒有被固定在地上，骨盆會明顯的左右擺動。特別注意，當你從右臀跨出步子，從你的右下背、右髖關節到右腿外側，會清楚感到抬起的動作。換左臀跨步也是如此。

· 小叮嚀 ·

只要你熟悉了臀部到雙腿的連結感受，就會注意到自己直立行走時整條腿從臀部至腳跟的連結與啟動程度。有些人可能因為臀大肌僵硬，導致薦髂關節周圍感到疼痛。前面的練習中，如果雙腳沒有緊黏地面，那麼骨盆、雙腿、下背就需要擺動，一次推動一邊身側往前。這樣不穩定的運動，為尾骨和薦髂關節增加了不必要的負擔。

如果你注意到自己有行走的問題，而且容易疲勞，或某些肌肉特別痠痛，請就醫評估，對症下藥。

| 目的 |

很多時候，我們都是不假思索地從骨盆後傾的坐姿直接換到站姿，於是上身重量會掛在腰椎上。想想我們從辦公室和家裡的椅子裡站起來的次數，就知道這錯誤姿勢會重複多少次。

錯誤的運動模式，會錯失使用臀肌和膕旁肌群這類大肌肉的機會。沒有完全啟動腳跟、腿、臀肌，就無法訓練到核心肌肉，肌肉會失去力量，逐漸僵硬。就算在健身房做再多的伏地挺身和仰臥起坐，若是日常生活行動裡沒有用到腹部肌肉，一樣是欠缺適當訓練，腹肌依舊收緊而短。無力鬆弛的下背肌肉和筋膜（例如，包覆脊椎的各層肌肉），加上緊繃僵硬的腹直肌（一般所說的六塊肌），是導致下背痛的常見原因。

「黏住腳底」是很好的臀部延展與小型核心訓練。讓關節回到正位，能正確啟動核心肌群。不論是在辦公室、家裡，還是搭飛機時，都可以做這個練習。

❶ 找一把椅子（凳子、靠背椅，或是堅固的桌子邊緣也可），重點是坐在上面時，雙腳要能完全踩在地面上。坐好後，停留幾個呼吸，接著，像是聽到有人呼喚你，站起身，跨出一步，然後再次坐回。重複做九到十次。

❷ 你可能會感到自己開始一點點燃燒熱量了。再停留幾個呼吸，想像腳底，從外緣到腳跟與足弓交界的邊緣，完全黏在地板上。你可以放一張紙（大小足以覆蓋整個腳掌）或毛巾做為檢查。

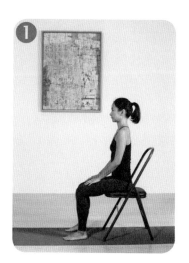

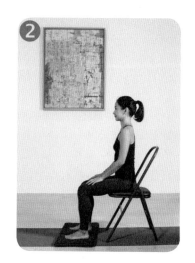

❸將雙腳穩穩黏在地上或紙上，試著像平常一樣站起來。試個四到五次，靜坐幾秒，回到平穩的呼吸。

| 覺知重點 |

因為雙腳必須黏在地板不能動，你可能會發現自己沒那麼容易離開椅子。也許你會感到腰或是下背舊傷的敏感部位受到刺激，必須緊繃肌肉來出力，才能離開椅子。

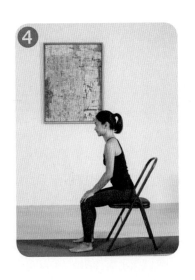

❹接下來，想像腳底仍然有膠水，站起來之前，注意，要從髖關節向前傾斜，確定腳跟依舊往下壓，再從稍微前傾的姿勢站起身。

動，找回

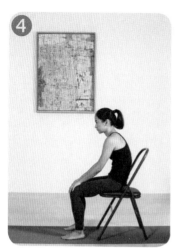

▲ 錯誤姿勢：請避免下背往後拱，變成圓背的形狀起身。

| 覺知重點 |

雙腿的肌肉和相關筋膜會與骨盆底相連結。腳跟黏在地面上，從髖關節部位開始前彎，有助於延展臀肌，準備收縮啟動。避免下背拱起，這樣上身重量才不會落在腰椎上。

❺ 重覆步驟 ④ 三次。從髖關節向前彎，腳底和腳跟站穩，避免下背部拱起，然後像是將地板推離自己那樣起身，來到站姿。

向天伸展

| 目的 |

這個練習有助於觀照尾骨行動，感覺尾骨在平常姿勢與移動扮演的重要角色，能讓我們培養對空間與身體承重的覺察。

| 步驟 |

❶坐在椅子上（有沒有靠背皆可），手臂要能夠自由活動，所以沒有扶手的椅子比較適合。坐下時雙腳要能穩穩的放在地上，所以椅子高度也要注意。

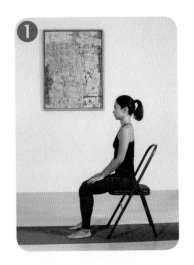

動，找回

❷將雙手手臂高舉過頭，來到耳朵旁。如果感到肩膀活動受限，可以將手臂放低到至與臉頰或下巴同高。保持手臂不動，停留兩個深呼吸，然後一面吐氣一面放下手臂。重覆舉起雙手，然後放下，練習五次。

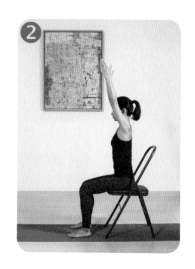

❸再次舉起手臂前，先做一個身體內在的覺察練習。想像有一面隱形玻璃將身體分成前半部與後半部，這片玻璃最上端正好在左耳與右耳中間，玻璃中段是在肚臍部尾椎之間的區域。清楚並開放的覺察身體正面與背後。

❹一邊舉起右手臂時，左手同時順著腰椎的弧度，來到薦椎的位置，用左手穩定尾椎。左手留在那裡，確定下背部不動。

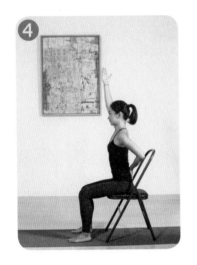

當我們不假思索地舉起手臂時，有些人可能會感到背部肌肉緊繃，於是將骨盆後傾；也有人會將正面的下肋骨推出。這可能是肋骨與肩膀肌肉，還有筋膜群相互影響，造成前肋骨凸出。這些都是錯誤的動作。

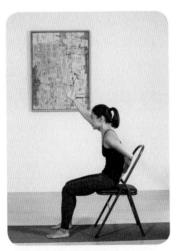

▲ 錯誤姿勢：骨盆後傾。

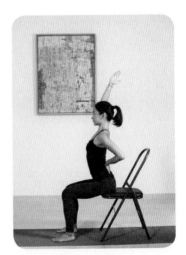

▲ 錯誤姿勢：前肋骨凸出。

❺ 放下高舉的右手，回到放鬆的位置。換手做，這次用右手穩定薦椎，保持骨盆正位，左手手臂帶過身體前側（也就是脊椎前側），高舉過頭。重複幾次，手臂舉起時，對身體前半部和後半部保持覺察，觀察其中的差異。

| 覺知重點 |

做第一次時，下背有問題的人可能很快就會發現，自己的敏感點出現異樣。做了五次之後，有些人可能感到疲倦，而肩膀較緊的人會感到脖子和鎖骨的擠壓。如果你舉起手臂時忘了觀察身體前後的不同，也不用特地思索，只要重新再做一次就行了。

想像身體分成前後的覺察重點，是提醒自己舉手不是無意識的動作，而是從上手臂肌肉連結後背肌肉的動作。

身
體
的
快
樂

練習四　強化闊背肌

| 目的 |

　　闊背肌是幫助不同部位提高連結的重要肌肉，連接髖骨、下背、中背和上臂，並且穿過肩胛骨下方邊緣。闊背肌觸及了許多重要關節：骨盆、肩胛骨和脊椎。做完「向天伸展」，同時做側邊伸展，可達到強化闊背肌的效果。

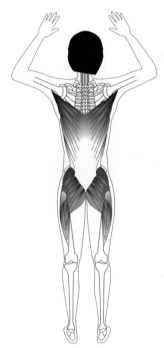

| 步驟 |

❶ 坐在椅子上，雙手手臂高舉過頭。

❷ 為了加強拉伸，當雙手舉高後，將一隻手臂擱在骶骨上，另一隻手朝向另一側伸展。停留約兩到三個呼吸。然後換手做。

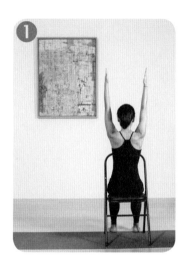 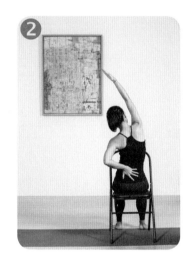

| 覺知重點 |

專注在身體前側與尾骨穩定，固定骨盆，延展闊背肌。

08

舒緩身心，
讓內在覺醒

三個練習，活化筋膜，釋放壓力

現代人久坐的生活方式，常導致肌肉緊繃與無力。本章的三組動作，目的是釋放或處理緊繃與無力的肌肉，活化筋膜，潔淨與調整自己的狀態。這樣的練習能重新設定新陳代謝的節奏，有助於保持身心與內在空間的平衡，以及維持我們內在衡量外在環境，如氣候、旅行、工作等所給予壓力的敏感度。每天早上出門前練習十五分鐘左右，再開始忙碌的一天會非常有用。

練習一 雙向髖運動

｜ 目的 ｜

因為久坐的生活方式太過普遍，現代人臀部肌群緊繃十分常見，幾乎不分中外，如前文中的律師學生（請見第70頁）。若是長途飛行十二到十四小時，或長途駕駛八小時，也常出現臀肌僵硬的症狀。

這個練習針對完整臀部肌群，從髖關節開始放鬆沾黏組織。此外，當我們在狹窄座位上久坐，也會導致血液和體液滯留在骨盆和腹腔。這個練習能幫助消化和刺激腸道運動。

另外，前面的「黏住腳底」練習（請見第96頁），針對下背與脊椎問題，這也與臀肌緊繃有關，可以搭配做。

　　這個運動非常適合早上起床後做。一天中挪出五到十分鐘來做，如在辦公室或家中沙發久坐一上午後，下午就可以找時間練習。

| 步驟 |

❶站在桌子或椅子旁，讓手可以舒適的擺在椅背或桌面上，上身不會傾斜。站立的位置離椅子稍微有點距離。左腳扎根，將右膝抬高與地面平行，上身不要前彎。如果能伸展腳踝會更好。試著依照自己感覺舒適的程度勾腳背。

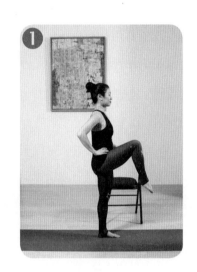

左手穩定支撐，左腳跟有力量的往下踩。體重移到左
腳跟，但不要鎖死膝蓋，也不要將膝關節往前推。如
果你不確定自己的膝關節是否鎖死，可以保持膝蓋微
彎。抬起右腿時，要以右臀為起點，像是伸展臀部皮
膚。試著從大腿的後側（而不是膝蓋前側）抬起腿來。

❷ 接著將身體軀幹稍微前傾，並從右臀開始將右腿往
後踢。

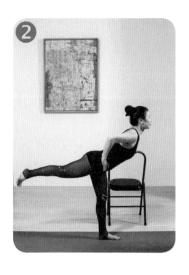

| 覺知重點 |

不要從膝蓋使力，而是要
從臀部啟動整條腿。

❸上身回到垂直地面的位置，保持左膝彎曲，身體稍微往桌子或椅子方向傾，將右腿往側踢。

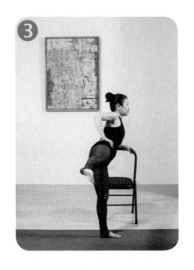

| 覺知重點 |

觀察你從何處啟動踢的動作。不要從膝關節使力，而是要感覺臀部側邊的肌肉啟動。

❹然後把右腿往前抬，回到步驟❶的位置。重複步驟❶至❹至少十五到二十次，或是三十次，三個方向都要做到。完成練習後，換左腿做。

動，找回

・小叮嚀・

剛開始練習瑜伽的學生，常會碰到前彎的姿勢，這個
練習也十分有幫助。從直立站姿將上身前彎時，很容
易失去臀部、腿肌與腳跟之間的連接。「黏住腳底」
的練習，能讓你重新體會從坐姿到站姿時如何完全啟
動腿部肌肉。「雙向髖運動」舉起單腿來抵抗地心引
力，避免下背拉扯，一樣能達到髖關節屈曲的效果。

練習二 臀部卍字

| 目的 |

我們的側身有保持穩定的關鍵功能。若是側身沒有伸展，也沒有帶著覺察正確的動，很容易出現緊繃。這個練習的目的在調整身體側邊，讓我們對髖關節活動度得到更完整的認知與感受。此外，這套伸展也能讓你體會到，兩側臀部的設計就是必須協調行動，不可分離。如果一側緊繃，另一側就得承擔額外的運動量。

經過一整天的奔波忙碌，這個姿勢能讓身體沉靜下來，可以有效放鬆與沉澱。做完前一組「雙向髖運動」練習，活化骨盆腔循環後，也很適合接著做。

| 步驟 |

❶ 先從右腿開始。以墊子邊緣為基準，右腿往前，左腿在側邊，兩腳皆保持大腿與小腿成九十度直角。如果感覺身體歪了或不舒服，代表右臀下方需要墊高一點。墊一條毯子增加右臀高度，直到上身可以與地面垂直，不要傾向右邊，使得左臀往上浮起。

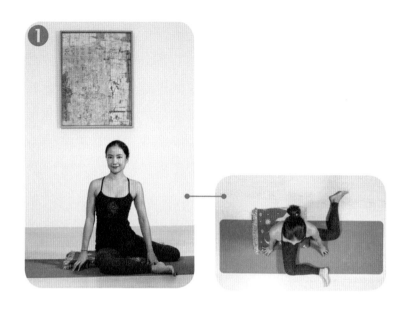

❷ 往前方伸展

　　右前側擺一塊瑜伽磚。左手放在鼠蹊位置，右手往前按在磚上，保持腹部柔軟，喉嚨放鬆，一邊吐氣一邊前彎。脖子和胸部保持放鬆。停留五到八個呼吸，如果感到舒適毫無緊張感，可以停留久一點。然後回到上身直立的位置。

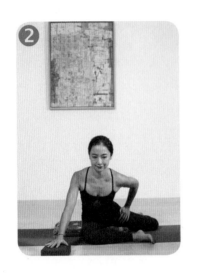

| 覺知重點 |

提醒自己從髖關節開始將骨盆前傾，不要為了讓前額靠近地面或右腿而拱背或彎曲腹部。感覺右臀或右髖的伸展。

❸ 往左側伸展

在心裡沿著恥骨、肚臍，到胸骨連一條直線，最後來到鼻樑。身體以這條假想的中線為準，向左轉動，至假想的中線大約對著十點鐘方向的右腳腳掌。

上半身保持向左的狀態，將兩塊瑜伽磚放在左右兩手伸出可觸及處。雙手分別放在瑜伽磚上，使力穩定，平穩的吐氣並前彎。記住保持吸氣與吐氣平穩平均。停留五到八個呼吸後，身體再次回到直立位置。

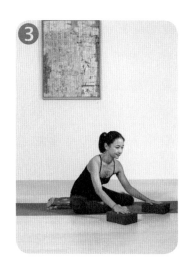

觀察右臀與髖外側的感覺，以及伸展的方向。可調整磚塊位置，得到最適合的支撐。

前彎時千萬不要硬扭轉上身、脖子跟頭，把自己弄成如義大利螺旋麵般的形狀。

❹ 往右側伸展

現在將磚塊移到右邊接近兩點鐘方向。帶著這條想像中的中線轉動身體，停在你覺得放鬆的位置，就算身體只能轉動一點也沒關係。

將注意力轉移到左臀外側和腿部肌肉。調整磚塊，讓雙手得到舒適的支撐。再次緩慢平順的吐氣，上身往地板前彎。專注在左邊身側。五到八個深呼吸後，慢慢回到步驟 ❶ 姿勢，起身稍微伸展一下。

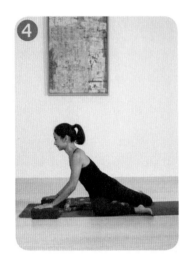

上半身的扭轉要從假想的那條中線底端，也就是恥骨跟肚臍一帶開始。避免提早轉動脖子，要讓中線的底端來主導扭轉。找到自己感覺舒適的拉伸位置，啟動左膝，感覺左腿側邊從髖骨至膝蓋外側繼續往左邊延伸，感覺左半身往左延伸。

❺ 回到坐姿，換成左腿在身體前方，右腿在側邊。如步驟 ❶，進入卍字形狀 。重複步驟 ❷、❸、❹。

· 小叮嚀 ·

用一張品質好的瑜伽墊或運動墊，這樣腿部骨骼突出的位置，像是腳踝或膝蓋，才能得到最好的保護，達到舒適與放鬆。

後背釋放與強化

| 目的 |

這一組練習包含兩個,「釋放」可讓你在久坐或久站之後釋放下背部緊繃或疼痛。需要安靜沉澱的時候,如長途飛行之後,緊繃而奔忙的一天後,或是經歷身心創傷,或僅只是下背肌肉疼痛引發疲勞時,就試試這種姿勢。

「強化」可強化下背健康的相關肌群。只要是想放鬆,恢復活力的時候,可以從第一個姿勢開始做,照著順序練習會很有效。

A. 釋放

| 步驟 |

❶ 找一張高度適當的椅子,躺下後讓大小腿成約九十度,且背能平貼在地板。躺下來,小腿放在椅墊上。如果大小腿無法成九十度,可以放一個瑜伽抱枕,從臀部將自己墊高一些,捲一條厚毯子也有同樣效果。

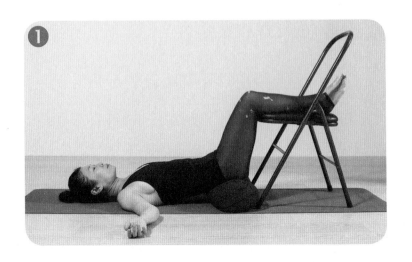

❷ 拿一條瑜伽繩或一般皮帶，固定雙腳大腿距離，與骨盆同寬，這樣會更舒適也更放鬆。

　　如果你最近壓力很大，或特別奔波，感到份外疲倦，可以在雙眼上擺一個眼枕，也可以摺一條小的長毛巾做為替代品，兩者效果不一樣。（眼枕裡有米或木屑等材質所以有重量，會放鬆眼球，毛巾沒有重量）

　　如果後頸收緊而下巴因此抬高，就摺一條毛巾墊高後腦勺。現在停留在姿勢裡，約四到五分鐘。

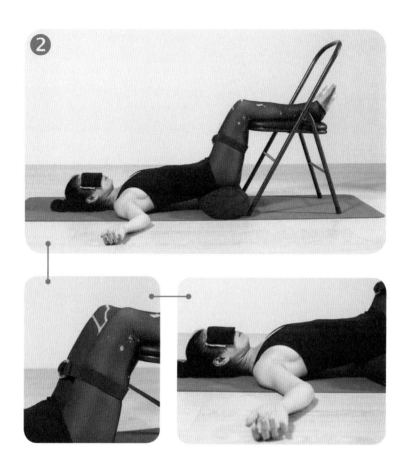

| 覺知重點 |

這種有支撐的姿勢允許支持下背部的相關肌肉深深放鬆。當你感覺到下背部的釋放，會有一種安全感和輕鬆向外輻射，以舒緩疲憊的神經。

| 提醒 |

女性在經期時練習可以練習此姿勢，但有嚴重高血壓者請勿做。

| 步驟 |

❶ 將身體移至靠牆，臀部微微離開牆面，將腿抬高靠在牆上。可以用毛毯（摺疊至適當大小）或小的瑜伽抱枕支撐骶骨和下背，讓坐骨有向後下滑的感覺，腰椎維持自然舒適的弧度。

❷ 也可使用眼枕或眼罩，徹底放鬆。停留約五分鐘。

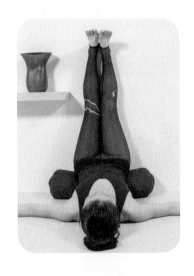

| 覺知重點 |

如果覺得大腿後側緊縮，無法把腿伸直而釋放的靠牆，請回到第117頁的「釋放」版本動作。著重妳的呼吸。尤其在吐氣時，放鬆肚皮，喉嚨不要緊縮，臉頰和下巴保持柔軟。

動
，
找
回

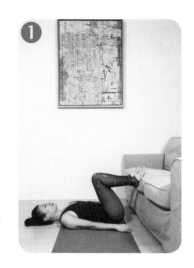

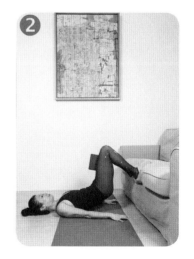

B. 強化

| 提醒 |

有嚴重高血壓者請勿做。

| 步驟 |

❶ 找一個穩固的沙發或櫃子。躺下,腳跟踩在沙發邊緣。躺在瑜伽墊上,雙手握住墊子邊緣。

❷ 大腿之間放一塊瑜伽磚。腳跟開始穩定踩下,同時輕輕擠壓兩腿間的磚,將骨盆上提,但不要抬得太高。

| 覺知重點 |

多數人臀部抬高時,臀部會同時滑動遠離沙發,因此雙手抓住墊子邊緣,才能啟動正確的肌肉群,將骨

身體的快樂

121

盆抬高。

❸ 現在再做一次。腳跟確實踩穩在沙發邊緣，大腿內側輕輕擠壓磚塊，雙手抓著墊子邊緣。現在像是要用腳將沙發推離那樣，將骨盆從地板逐漸抬起。完全的動作是持續抬高臀部／骨盆，直到大腿和腹腔在同一個平面。

　　如果下背部沒有不適，做起來也不困難，做五到八次後再放下雙腿，休息一下。這套運動可以每天做十五到二十五次。

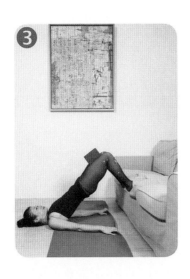

｜ 覺知重點 ｜

不要勉強往上推擠下背，隨著練習慢慢增加強度。你該感到臀肌、大腿後側及腹部深層肌肉在「燃燒」，大腿內側肌肉應該也會運動到。這個方式啟動的肌群，對下背健康與力量扮演關鍵角色。

09

走路帶來的
滋養與修復

漫步能啟動身體與大腦的連結，

把過度固著的心智與感官疏散到體感系統，

並與外在環境形成回饋與回應的迴路，

而遍及全身，通往眾多神經通道的閘門就被開啟了。

前幾章的練習和運動，意在幫助你更深刻感受這趟筋膜與覺知的探索之旅，並開始學習觀照內在，拓展內在與外在的空間與視野。本章，我希望能引領你進入另一種最簡單、自然的「動」的形式，體會「動」所帶來的另一層美妙感受。

　　二〇一三年春天，我在倫敦就讀倫敦大學東方與非洲研究學院（School of Oriental and African Studies）宗教研究所，正準備撰寫碩士論文。

　　某個寒冷和灰色的星期天下午，我在火柴盒般大的宿舍房裡踱步，沒有精神去分析，但也不想放掉腦子裡的靈感，突然我對自己說：「我應該出去探一探，散個步。」於是我穿上靴子，戴上帽子，提著輕便背包就出門了。

散步的小探險

　　我沒特別想去哪裡，所以便朝著之前散步時從來沒試過的方向前進。那時我已在倫敦待了六個多月，十分喜歡漫步倫敦時感到的喜悅，以及因常常迷路所帶來困惑又驚喜的探險感 。如果你沒有趕著要做什麼，

在倫敦漫步常是個開啟未知的冒險。但若是你趕時間要赴約，那可能挺洩氣的。

　　我漫步前行，天空開始飄雨，毫無目標走了大約兩小時後，我開始感到敞開，耳目一新。我看到右手邊的街上有一面石頭圍牆，牆裡似乎是公園。我佇立當地，研究招牌：「邦希墓園」（Bunhill Fields Cemetery）。「酷，」我心想。有些人可能覺得墓園很可怕，但對於研究宗教的學生，以及追求靈性傳統的瑜伽練習者來說，貼近過去，與古人對話，其實相當尋常。

　　不少人穿過這處「花園」，我慢慢走過乏人修剪的樹林與灌木，好奇的讀著石碑上的文字。結果有個墓碑字樣「詩人與畫家──威廉‧布萊克」[1]映入眼底，我停步當下，差點叫出聲來。高中和大學時代的我最喜愛這位十八世紀浪漫詩人的作品，也看過他的某些畫作，既迷人又神秘。佇立在他的墳前，我靜默致

注1：威廉‧布萊克（William Blake），1757~1827，十八世紀詩人，英國第一位重要的浪漫主義詩人、版畫家。主要詩作有詩集《純真之歌》、《經驗之歌》等。

意，深深感到敬重與感動。

　　散完步，我開心地走進一間咖啡館，喝杯咖啡慶祝一下。後來我發現，「邦希墓園」自十七世紀以來便以「非主流」而知名。所謂非主流，是指非信奉英國國教的人士，包括異議分子和反叛人士。一想到我居然在無意間造訪了這麼多藝術及思想先驅埋骨的所在，不禁充滿喜悅與活力。那天晚上寫論文時我靈感湧現，進度大幅往前。

　　待在倫敦的一年，我有許多在散步裡神遊的迷人回憶。為了好好寫論文，我常在圖書館埋首書堆大半天，也給了我絕佳理由去街上走走，換口氣。通常，走出學校大樓後，撲面而來的清冷空氣總讓我精神一振。走個一小時後，頭腦開始慢慢清空，思緒逐漸理清。我發現毫無目的的漫步接近於治療，疲憊的神經因此得到修復，過度活躍的腦袋也逐漸多了點餘裕。

微妙的快樂感

　　無意中，我找到了走路與散步這樣的治療方法，幫助我在大腦塞滿閱讀、分析、思考等各種訊息時，

逐漸讓出空間。某天散完步，我坐在學校附近的公園長凳，沐浴在溫柔的陽光裡，感覺自己放下背包後的呼吸逐漸慢下來。我靜靜觀察了半晌，發現自己不再是平常那個不斷思索的我，而是充滿感受的我。在這放鬆的環境裡，我的身體毫無緊繃焦慮。似乎，我暫時放下了自己的角色、工作、自我認同等框架。我存在。這就足夠了。我的頭感覺輕盈，安放在肩上。有種微妙的快樂滲透我的血管和皮膚。

我這輩子大都住在城市裡，走路總是有所目的，因為要從甲地移動到乙地，極少是毫無目的地漫步。在大都市裡行走必須小心身邊呼嘯而過的摩托車或自行車，耳邊是馬路車流裡的喇叭聲。我們匆匆搭上各種交通工具，可能是趕著上班，或是赴約，像是把自己放到「戰鬥」位置，一離開家門，就是與時間賽跑。

我逐漸體會到，自成節奏的散步，毫無目的，持續而不中斷，絕不止於表面的好處。走路讓我放下思緒，結果頭腦反而更清楚了。既然我學的是與身體相關的一切，自然更想知道，有覺察的「動」如何連結到我們經驗的現實。我決定，完成眼前的碩士論文後，要好好來探索這個主題。

節奏是走路的關鍵

在第三章，我們討論了身體，以及身體內建的驅動力，讓我們能有效完成各種移動。走路是個牽動全身的工作，是骨骼、關節、肌肉與筋膜系統，加上神經系統毫無間斷的合作整合。步行可說是一曲流暢美妙的交響樂，環環相扣的節拍，由內到外，在身體與引力之間形成一套健康的回饋循環。

第三章提過，走路消耗的能量幾乎是「零」。由於身體的自然設定，就是能善加利用引力和地面回彈的力量，因此走路不太需要消耗肌肉的力量，而筋膜延展的過程可以回饋九十三％的力量，就像彈簧的動能一般。這些複雜的身體內溝通事件就發生在我們行走時，且是不自覺地。

在倫敦的漫步美好經驗，讓我發現「走路」裡最關鍵的就是節奏。所以逛街購物、穿過人群趕到地鐵，或是城市街頭三步兩步便遭遇各種路障的走法，都不算是我說的「走路」。

兩年前《BBC雜誌》刊登了一篇關於步行的文章2，主題是步行與思考。我們知道很多作家和思想家

動，找回

都熱愛散步，如偉大的美國自然主義者梭羅和英國小說家狄更斯。同一年，法國教授格羅斯（Frédéric Gros）發表了新作《行走的哲學》（*A Philosophy of Walking*），成為暢銷書，他斷言，「走路無利可圖，但好處多多。」這句話表面簡單，但意味深長，包含了現代人如何看待身體，運動和目的性的深刻和現代觀察。什麼是圖利，什麼又是好處？這裡所謂「圖利」的概念是指投資心態 —— 我投入 X，期望得到 Y，如「我努力了 X 小時，想要燃燒掉 Y 卡路里。」

好處（benefit），代表受益、有幫助。這是一個「質」的判斷。一般來說，走是靠著兩條腿的常見移動模式。但法國著名作家巴爾札克曾說：

光是走，了無趣味，
懂漫步，才是生活。

在這淡然卻充滿洞察的句子裡，走路與散步形成

注2：〈The Slow death of purposeless walking〉（http://www.bbc.com/news/magazine-27186709）

鮮明對比。走路帶著功利與目的性，而漫步是毫無目標，也不在意功能性。

打開神經通道的閘門

以漫步的方式來走路，能啟動身體與大腦的連結，把現代生活中過度固著的心智與感官疏散到體感系統。只要身體開始動，就與行走的外在環境形成回饋與回應的迴路，而遍及全身，通往眾多神經通道的閘門也被開啟了。於是我們的骨骼、關節、肌肉和筋膜開始相互溝通，協力完成自己的工作。也就是說，我們沒有急迫需求或壓力，輕鬆走路，就能與環境形成和諧的關係。

你可能會聯想到，魚兒水中游、小鳥飛翔、駿馬奔馳都是如此。我們人類則是行走！漫步能活化身體，而腦部因為過度思考產生的壓力也得到釋放，身體與生理也能恢復活力。時間寬裕，也沒有目的地，這樣的漫步就像是按下神經系統的平衡開關。《走路的哲學》作者格羅斯接受採訪時說，走路能「探索存在的奧秘。包括存在於世界、對他人和對自己的存在……

動，找回

⋯（走路）幫你解除⋯⋯⋯匆促的枷鎖。」₃。

　　這個意義非比尋常。基本上我們的神經系統主宰了
何時該做什麼事。這是我們的時間感。簡單來說，如
果我們必需做的事，已經超過神經系統（包括感覺接
收及執行動作）的處理能力，壓力便應運而生。所以
我們常聽見「我沒時間了！」和「我時間不夠！」這
說明了當我們的生活需求超過神經系統的能力，會經
歷什麼樣的緊張與壓力。

釋放體內的慣性緊繃

　　然而，以漫步的節奏，走入一處寬敞的花園，或
是鬱鬱蔥蔥的公園，我們自然會釋放身體裡習慣性的
緊繃。只要你的行走步調逐漸規律有節奏，呼吸就會
自然跟上，進入一種深沉而健康的速度。心臟快樂跳
動加上肺部活力充沛的收縮膨脹，於是細胞接收了新

注 3：〈Why going for a walk is the best way to free your mind〉（https://www.theguardian.com/books/2014/apr/20/frederic-gros-walk-nietzsche-kant）

身
體
的
快
樂

131

鮮氧氣，變得更活躍。在鄉間或是小丘愉快地走一段路（不必與人競走或急著抵達終點），就能生出快樂的感受。你也會發現，與環境和諧共處時，自己臉上的神情也柔和了。不必糾結在去哪裡，也不用急著趕到別的地方。

找個一小時的空檔好好散個步，想像自己是匹小馬，置身在一片大草原裡，心裡安靜，但又有些雀躍。你不必真的走滿一小時（設定一小時是為了讓你不用擔心走太短或走太久）。頭幾次最好自己一個人走，才有餘裕探索自我的存在，接收外在環境的一切存有。最重要的是，請好好觀察散步之後的效果。

走一小時，或多走幾次後，你有沒有感覺到自己的節奏逐漸慢下來，自在又放鬆？也許手中的咖啡聞起來特別香，也或許晚上睡得更好，也可能你與孩子和伴侶相處時更有耐心，更有幽默感。

獨自散步時，身體會不斷與周遭環境互動，勾起感官與直覺裡最直接而且誠實的反應，這個過程不只感覺私密貼近，也會十分引人入勝。

動，找回

你的散步日記

看到這裡，你是不是覺得該放下書，穿一雙好走的鞋，出去走一走？在這段給自己的獨有時間，探索自我的存在，接收外在環境的一切存有。最重要的是，請好好觀察散步之後的效果。

時間：_____

地點：_____

_____

寫下你的感覺：_____

_____

_____

_____

_____

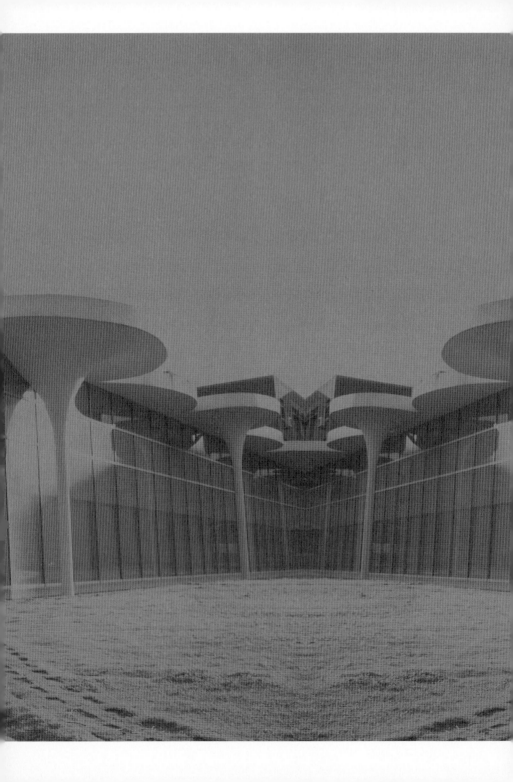

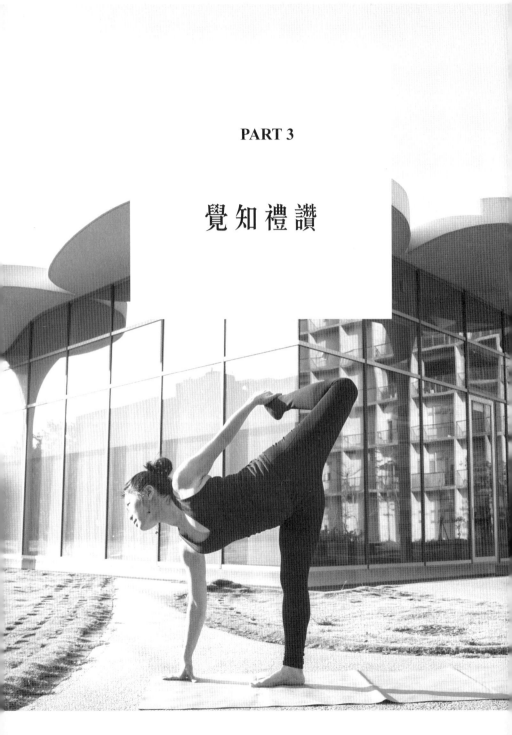

PART 3

覺 知 禮 讚

10

觸覺經驗的
自然喜悅

疼痛、伸展、收縮等感覺，都是經由觸覺傳達。

我們每一個動作都是由大腦運動神經元啟動，

其訊息傳輸的媒介，

正是體內如灌輸渠道般無處不在的筋膜網絡。

到目前為止，本書像是一趟蜿蜒的旅程，探討你、身體和「動」之間的關係，從肌肉、關節和筋膜，希望能讓你對身體和運動的理解從表層深入，來到過去較不熟悉的位置，看到不同的視野，也讓你開始思考自己的身體，以及展現身體本身的運動。但是，思考不光是智力活動，也不該是一旦完成或放棄後就拋諸腦後的心智活動。正如德國著名哲學家海德格所說：「思考不是獲得知識的手段。思考能在存在的土壤中劃出溝渠。」

開啟感覺與感知

讀完前面章節，再遵循專門設計的練習，可以引領你去體會肌肉關節的特殊結構，並藉此整頓你的神經系統，為身體創造出開放的空間與新的脈絡，更重要的是，學習體會自己身體升起的感受。

在深入了解身體和「動」之間的關係時，感覺與覺知是另一個無法被忽略的面向。猶如一趟穩步攀向峰頂的旅程，當登山者（也就是你）每登高一步，周圍的景色不斷演變和更替，就會看到更全面的景色，以

及自己身在美景中的位置。在此當下，感覺與感知會為你開啟了新的門戶，讓你從不同角度，更一進探索自己內在與外在的感受。

感覺對我們來說非常重要。感覺包括感受以及其他額外的「包裝」。感覺是主觀的；感覺是我們對客體、事件、經驗賦予的意義。所謂的賦予意義，就是將這些客體、事件、經驗貼上標籤，安放在判斷與區隔的容器裡。這種賦予意義與詮釋的行為，未必是有意識的進行，常是不假思索的，因為我們都生活在社會、國家和時間裡，受到集體影響。

那麼感官呢？就是視覺、聲音、味道、氣味和觸覺。這些是五個感覺器官（眼睛、耳朵、鼻子、舌頭和皮膚）接收並能辨別的感受。我們的五個感覺器官裡，有四個位於頭部：眼睛、耳朵、鼻子和舌頭，而最大的感覺器官，則是覆蓋面積最大的皮膚。五感構成了我們的認知，其中與感受、覺知最相關的，是觸覺；而最主要的觸覺載體，則是皮膚。

觸覺非常複雜，包含如皮膚／筋膜監督總管觸覺；「本體感覺」（proprioception）是身體在空間的存在感；「動覺」（kinesthetic sense）主管肢體運作；觸

摸、疼痛、溫度和「實體覺」（stereognosis），則能讓我們在視覺和聽覺不啟動的狀況下，完全以觸覺辨識所接觸的物體。另外還有內感受（interoception）和外感受（exteroception），分別提供大腦身體內在器官的感受和身體外在的資訊。

運動與觸覺之間

　　說起來，「觸覺」其實是本書一直探討的隱藏主題。前面章節逐步介紹痠痛、疼痛、肌肉緊張／虛弱和呼吸，加上主題練習，其實都與觸覺有關。怎麼說呢？疼痛、伸展、收縮或過度緊張的感覺，都是經由觸覺傳達。運動，舞蹈，伸展時，每一個動作都是由大腦運動神經元啟動，其訊息傳輸的媒介，正是我們體內如灌輸渠道般無處不在的廣大組織——筋膜網絡。當訊息抵達身體某個部位，也就是「觸及」那個位置，則由那個位置的神經接收器接收。任何感覺／反應也是由那個位置所在的感覺受體（sensory receptor）回應與產生。

　　皮膚牽涉到自我與外界的疆界，覆蓋面積廣，加上

布滿豐富的神經，然後連接到完整筋膜這個天衣無縫的網絡，層層疊疊的包裹五臟六腑、腔室、關節和肌肉。

皮膚傳遞「接觸」的觸覺訊息非常獨特。舉例來說，當冷氣吹過後頸，我們會禁不住發抖，起了雞皮疙瘩。另一個例子是，我們突然發現自己被蚊子咬時，癢的感覺似乎會如漣漪般的向外擴展，或從一個區域擴及另一個區域。當一處癢的感覺被啟動時，我們身體其他處好像也變得很敏感，以至於當另一部分的皮膚剛好被所穿著的衣服拂過時，那種觸感會很接近「癢」。

我想說的是，觸覺不是由眼睛或舌頭這樣的單一感覺器官來決定。皮膚完整包覆身體，還有體內層層的肌肉與筋膜，全部連接在一起。觸摸的感覺就像一小顆石頭落入池塘，激起陣陣漣漪，像波浪一樣振動，穿過基質。

回想一下，上一次讓你感到純粹快樂的時候，是什麼樣的經驗？

• 星期天下午與親人一起到公園散步。或許還一起

吃了冰淇淋甜筒。

- 在熱帶小島上，與伴侶共度浪漫假期，兩人手牽手在沙灘上漫步談笑。
- 在你最愛的餐廳，吃一頓豐盛的餐點來慶祝某個里程碑，像是生日或是與好友一起畢業。
- 花一個閒適的晚上，在家裡抱抱貓，聽聽雨。
- 暫時放下工作跟日常瑣事，找下午偷閒，在咖啡館裡放鬆，聽著耳機裡的音樂，讀一本好書。

　　那個特別的愉快經驗，還有每個小細節浮現心頭時，你禁不住微笑，感受這些過去重新回到現在的意識。微風、陽光、孩子臉上的微笑、伴侶的眼裡閃爍，你被愛包圍時的溫暖感覺。除了地點、日期和事件的情節，你還記得什麼？踩在沙灘上，腳底感覺到的沙粒質感如何？或是你的愛貓，溫暖又沉甸甸的焐著你的胃？還有你鍾愛的那個咖啡杯的質感，是光滑的瓷質、摸起來沙沙的堅實的陶器，或是冰冷簡約的玻璃？觸覺能夠實實在在的承載我們的感受，也成了我們珍貴和難忘記憶的關鍵元素。

強風下的奇妙觸覺體驗

我很幸運能在紐西蘭生活一年半,這個美麗的國家擁有獨特且未受破壞的自然景觀,還有充滿生氣而原始的生態系統。我愛紐西蘭的一切,在這裡我研習阿育吠陀的自然療癒科學,這是個古印度醫學體系,奧妙且令人著迷;在紐西蘭我也多次見證了大自然的神奇壯闊與美麗。

然而,有一點我得持保留態度,那就是紐西蘭的風。如果你去過紐西蘭首都威靈頓(擁有「世上最強風城」的稱號),不可能沒遇過如此驚人(或說震懾)的強風。

某個夏日午后,我從居住的奧克蘭市搭短程渡輪,然後步行回家。朋友和我慢慢閒步,一面閒聊。四周是溫柔的夏日微風輕拂。突然不知怎麼,吹起一陣強風,有好幾秒鐘,我們幾乎無法開口,只聽到狂風呼嘯,手中的背包跟購物袋幾乎拿不住。總之就是奇妙莫名。

我們的方向正好是迎風面,正對風勢,加上我是小個子,為了避免被強風吹到往後退,我幾乎是用整

個人的重量往前傾，來拚命抵抗強風。朋友個子比較大，還抓著我的手臂，讓我能稍微站穩。

這樣突如其來的怪風狠狠吹了好幾分鐘，又嘎然而止。我們站在路當中，披頭散髮，既驚嚇又迷惑。我感到耳鳴，心跳咚咚又急又快，身體抖個不停。等到我們終於到家，我燒水泡薑茶，希望能鎮定神經。站在爐子前，我觀察到整個身體有種針刺般的感受擴散開來，眼睛又乾又澀，耳邊依舊有如上百隻蜜蜂嗡嗡作響。

我從內到外都深受撼動，好像有一層皮下脂肪從皮膚下層硬生生被刮走，我幾乎想吃掉一整個起司蛋糕來補充被刮掉的脂肪組織！

空氣：觸覺的傳遞媒介

心理上我感到喘不過氣。呼嘯的風聲蓋過周遭其他聲響，像是鳥鳴、樹木，甚至連車聲也聽不到。這風聲還穿進我的腦袋，我們被陣陣狂風包圍，而氣流挾帶強勁力道衝進我的耳道。我可說是扎扎實實的被風（也就是空氣這個元素）給灌滿了。

我們喝著薑茶，那溫暖滑順的液體注入體內，滲透五臟六腑。強勁的冷風與溫熱的茶水，在身體裡形成溫差與質地的對比，使得遇熱膨脹，遇冷收縮的生理反應更加鮮明。

　　這次的經驗也讓我觀察到，感官的運作就像是個管道，會接收外部環境刺激，特別是透過皮膚這樣的觸覺通道。

　　這種經驗在我客居紐西蘭期間層出不窮，我變得非常擅於應付紐西蘭強風所帶來的各種出其不意的招數。不要小覷自然，風是種特別強大有力的能量。當它向你席捲而來，就是突如其來、迅雷不及掩耳。

　　空氣（或說是風）是隨時且迅速的影響我們整個身體。觸覺從來不可能關閉，就算是睡覺的時候，我們依舊不斷與外界接觸。這是皮膚有別於眼睛、耳朵、鼻子和舌頭這四個感覺器官之處。睡眠期間，這四個感官通常處於休息狀態，不會回應外在世界（在夢境中，五種感官依舊在內部保持活動）。我們都有過旅行時睡旅館或帳篷輾轉難眠的經驗。有時候，當我們早晨醒來，感到脖子僵硬、背痛，才驚覺原來床墊不好，床單太粗糙，還是枕頭過軟或過硬。

在各種宇宙學（希臘、中國或印度）元素理論中，我們經驗的一切都是從細微到粗顯，層層堆疊。在印度宇宙論的元素架構[1]中。描述了觸覺和空間、氣之間的關係。聽起來好像很抽象，其實很容易就能體驗到，就如同我在紐西蘭經驗的強風。空氣是傳導「動」的介質，如飛機以氣流運作、風力發電以及無處不在的無線電波。空氣是音波傳遞的媒介，我們的神經細胞溝通傳導也是以電信訊號的形式（完整說法是同時以化學及電流訊號）。

觸覺帶來的愉悅感受

所有感覺器官的表現方式都十分類似。比方說你喜愛美食，有滋養的食物，甚至重口味的食物，是因為這些食物取悅或迎合了你的味覺與嗅覺。同理，你的觸覺當然也渴望某種類型的愉悅感受。你可以試著做下頁的練習，回憶一下觸覺曾帶給你的美好感受。

注1：中國的五行金木水火土，印度宇宙論的五行為空間，風／氣，火，水，土。

觸覺的記憶

在你的回憶中，哪些經驗曾能讓你的皮膚「感受到」
愉悅，或說「過癮」的感覺？

寫下描述這些感覺的形容詞：

_____

_____

描述這次經驗的感受：

_____

_____

_____

_____

_____

在我的印象中，觸覺就曾經帶給我難以抹滅的愉悅、過癮的感覺。

某個炙熱、黏膩，燒灼般的夏天黃昏時分，我準備跳進泳池。夕照將沉未沉，微風輕吹，然而毫無涼意，只感到陽光餘熱拂過皮膚。但走進水裡的那一刻，我立即感到從頭到腳無比舒暢，全身毛孔似乎都歡快地發出「啊～～～」的感嘆。等到全身都浸到水裡的當下，似乎連腦子都稍微收縮了那麼一點。

水分子在我身旁跳動的同時，我發現自己禁不住微笑了。離開泳池後，原本溫暖潮濕，令人不快的微風，也變得更宜人。皮膚感到的舒暢快樂我永遠記得，所以我對於觸覺帶來美好感覺的形容詞，答案會是：

冷卻、快樂、愉悅、鎮定、舒緩、液體相互結合。

觸覺是我們接收與認知所有內在與外界「接觸」的媒介與信差，嵌在我們幾乎所有的經驗裡，與其它四個感覺器官，由內到外，組合出無限的可能。

11

呼 吸 的 覺 知

三個練習，覺察呼吸與意識

呼吸非常貼合我們生命的存在，就算我們不清楚呼吸如何運作，一樣能順暢地吸氣吐氣，而且極少去思索呼吸背後的奇蹟。這也是呼吸有趣的地方。

　　呼吸會影響姿勢，這道理已有許多書分析討論。但這章會從稍微不同的角度，也就是人體移動與呼吸的內在關係，來探討呼吸與感官，特別是與觸覺的關係。

　　呼吸與身體功能運作息息相關，人總以為呼吸受到自主神經系統控制，就像心臟、血管、內臟和內分泌等。然而，我們也都有過控制呼吸的經驗，像是在夜市經過油煙味重的小吃攤時會憋氣、用力吐氣吹熄生日蛋糕的蠟燭，或是吹氣球時快吸快吐。

　　的確，呼吸機制的控制沒那麼簡單。呼吸是個功能，而我們平時所做的事，周遭的環境，內在的感受、思考，與身體的移動，無一不與呼吸密切相關。呼吸影響並反映了我們生活的每個面向。我們有可能上氣不接下氣，像是一個箭步從捷運月台跳上列車，或是戴著耳機聽音樂，在路上閒步，卻被朋友猝不及防拍了下肩時倒吸一大口氣。我們的情緒反應和身體活動若是出現變化，呼吸模式一定會因應中樞系統的指令而跟著改變。

生物學上，人在休息狀態時，腦幹的下呼吸中樞（lower respiration center）控制呼吸的速率和節奏，並且傳遞訊息給兩個主要呼吸肌肉：橫隔膜和肋間肌。若是遇到緊急狀況，如要趕捷運時，我們是透過更高的大腦，即下丘腦和大腦皮層的指揮，改變調節呼吸。此外，呼吸還可以接受訓練與指導，來對抗疾病及情緒波動。換句話說，呼吸是個開啟龐大治療力量的鑰匙，連結生理心理的門檻。

在更進一步探討呼吸前，讓我們先來做幾個呼吸練習。

練習一 呼吸到手掌

| 目的 |

我們習慣的久坐生活模式，如上身往前探對著電腦打字，或是長時間低頭看手機，都會導致呼吸肌肉收緊。這個簡單的胸腔呼吸練習能幫助你熟悉自己的呼吸肌肉——肋間肌和橫隔膜。

如果你已經有一陣子沒伸展，也沒做運動，做這個「呼吸到手掌」練習可能會碰到一些困難。有些人可能

吐氣時會不太均勻,或是換不過氣來。但請持續練習習,感受呼吸肌肉的力量。

| 步驟 |

❶ 舒服的坐在椅子上,雙腳接觸地板。保持脊柱垂直地面,下背部不要塌陷。

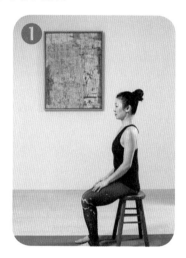

❷ 雙手手肘彎曲,手掌放在肋骨側邊,拇指朝後,其餘四指往前。保持頭頂與地面水平,下巴沒有往下,也沒有往後傾斜。視線與地面水平,往前看,但眼睛不會隨著周遭變化(像是窗外來去的車輛)轉動;也可以閉上雙眼,讓內在更穩定。

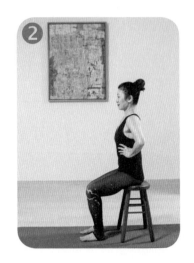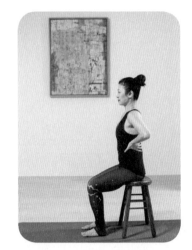

▲ 如果做不到姿勢 ❷ 或不舒服，
可以將手掌轉個方向，拇指朝前。

❸ 先是輕輕的，完整的吐氣。接下來吸氣時，感覺氣
息像是要進入瓶子般的注入胸腔，目標是充滿你的手
掌。也就是說，吸氣時要擴展位於腋下的胸腔兩側。

❹ 吐氣時，雙手依舊放在兩側肋骨，放鬆腹部和喉
嚨。練習八到十次，再放下雙手。回到正常呼吸速
度，維持坐姿，同時做五次深呼吸。

強化呼吸深度

| 目的 |

　給呼吸肌肉一點協助,讓伸展空間更大,進一步感受呼吸肌肉。這個練習讓你呼吸時更容易深入肺部,增加呼吸深度,連結肋間肌等呼吸肌肉。很多人做完後都會感覺到更有活力,更神清氣爽。

| 步驟 |

❶拿兩個瑜伽磚,一個橫放,一個直放。低的磚塊放在肩胛骨下方,高的磚塊放在脖子上方後腦勺位置。躺下來,讓磚塊輕輕支撐你的上身。

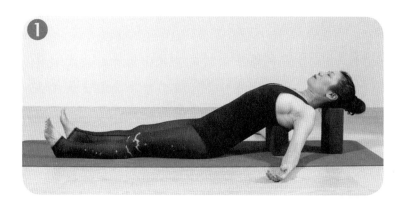

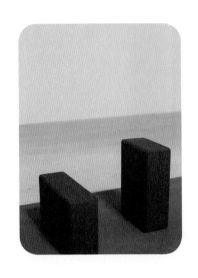

躺下來後你可以多試幾次，將磚塊調整到最適合的位置。確定高的磚塊支撐在後腦勺正確位置上。

❷ 手臂和雙腿舒適的敞開。閉上雙眼，感覺臉上的表情。讓眉毛與眼睛柔和放鬆，齒根放鬆，不要咬緊。

| 覺知重點 |

把注意力從臉部移到肩胛骨的區域，也就是與磚塊接觸的位置。接著將專注力從肩胛骨後側帶到側邊肋骨，也就是腋下。之前「呼吸到手掌」才剛練習這個位置，因此你可能還有一些感覺。

❸ 輕柔而徹底地吐氣。放鬆肚子。

❹ 吸氣時，將氣吸到側邊肋骨，讓胸部自然往上擴張。當你感到自己已經完全吸飽空氣時，短暫停頓一下，感覺自己如海面上升的波浪，跟隨這個節奏慢慢吐氣。下一回合的吸氣也隨著這個節奏自然發生。注意不要倉促，也不要雜亂隨機的吐氣。練習八到十次，再慢慢起身。

| 覺知重點 |

保持之前練習的覺察，關注在肩胛骨及上背這一帶，以及左右兩側肋骨的位置，現在再加上前胸肋骨（從鎖骨到胸骨的底端）。坐起來的時候，花點時間觀察自己的感受。

身體的快樂

練習三 覺察自己的呼吸

┃ 目的 ┃

感覺自己總是匆匆忙忙、慌慌張張的人，平日可以多做這個練習。練習完覺察呼吸後，時間彷彿變慢，潔淨或淨化等練習效果會慢慢浮現，而我們也不會那麼不自覺的硬要匆忙趕路或急促呼吸。

┃ 步驟 ┃

❶ 身體坐正，像是第151頁練習一「呼吸到手掌」的坐姿步驟❶。吸氣時一點一點讓腹部向前膨脹。自然吐氣，注意肚子放鬆，慢慢往脊椎的方向彈回的感覺。可以的話，均勻地吸氣與吐氣，做八到十次。

❷ 做完後，覺察一下內在有何感受。

要精確講出內在感受或許有些困難，但這個「難以言傳」的感受其實並不算壞。多數人會覺得「舒服」或「平靜」，不一定是字面上的快樂，但或許心情更輕鬆，或是頭腦比較不那麼混沌。

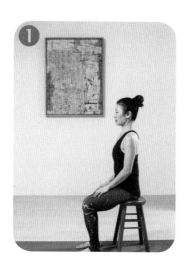

練習完後，你有什麼感覺？寫下你的感覺：

_____

_____

_____

_____

_____

呼吸與意識的結合

多年的學習與教學，我體會到，我們透過吸氣與吐氣，將氣息送到身體的特定位置，如筋膜的某個區域，氣息在身體裡穿梭，建立了細微的神經通道，於是對這個特定位置的相關覺察便應運而生。我們幾乎可算是透過呼吸與專注，建立內在的空間，而這個空間在軀體神經系統（somatic nervous system）的通訊運作過程中，扮演安定神經的角色。面臨壓力而且緊繃的工作日常，或是趕往機場的途中，帶著感官覺知，花幾分鐘練習覺察呼吸法。僅僅是這樣的正念深呼吸，就能稍微扭轉周遭的實相。

這與瑜伽以呼吸來計算年齡（也就是客觀時間的消逝）的古老傳統有異曲同工之妙。

結合呼吸與意識，用意在創造空間與主觀時間，也可見於其他活動中，茶道就是很好的例子。不論是中國還是日本，都有傳統上飲茶的精緻儀式，講究各種細節，必須保持均勻的呼吸節奏，行雲流水的動作，使得飲茶本身就是一個冥想活動。

茶道在尋常的一天當中，刻畫出一段特殊而連續的

動，找回

空間與時間，或者也可稱之為「呼吸的空檔」。在一場茶道儀式結束後，品嚐新泡的茶，裡頭似乎浸潤了主人的精氣和專注的能量，那翠綠的液體是整個儀式的精華。茶的味道似乎帶給舌尖，以及五臟六腑更高的享受與滿足。

別讓不安定的神經成為常態

在繁忙的一日行程中，你可以選擇暫停下來，花幾分鐘站在樹下覺察自己的呼吸，也可以持續焦慮和緊張，無意識的暫時閉氣停止呼吸。這樣的對比畫面，應該能讓你對於呼吸的覺察有更深的感受。

許多人的生活和工作模式一直處在持續分泌壓力荷爾蒙（如腎上腺素和皮質醇）的狀態，等到該放慢腳步與休息的時候，神經系統卻無法關閉，常見的症狀是依舊黏著電話、電視與網路。

在這個階段，神經系統長期受到過度刺激，於是不安定已經成為常態，血液中的氧氣和二氧化碳的水平也不平衡。身體習於閉氣或感官刺激，最終影響到睡眠與性荷爾蒙，於是生病也是遲早的事。

當我們匆忙奔走時，呼吸節奏較淺、急促、不規則。如果是定在電腦螢幕前，像是玩線上遊戲，或專心完成一個重要的工作簡報，甚至是看一場動作電影時，呼吸也可能會暫時止住，因為遊戲好玩刺激，懸疑情節引人入勝。而在這些情況下，肌肉收緊導致身體僵硬，脊椎位置不正，而神經系統為了因應感官刺激，釋放出壓力荷爾蒙，於是身體出現其他反應，像是心跳加速，血壓增高，免疫及消化系統遭到壓制。

　　瑜伽跟太極這兩個古老淵源的傳統中，早就發現呼吸的潛能既精妙又強大。這已經不光是將氣息送進與送出肺部的機制與動作，而是呼吸流動與專注力之間的連結。要感受這種連結，要靠神經系統裡觸覺器官的運作，以及「動覺」和「本體感受」這兩個感覺機能。

　　「動覺」顧名思義管轄肢體運作和位置，像是手眼協調和肌肉記憶，在學習和練習各項運動時，如學習騎腳踏車、滑雪等，「動覺」十分重要。「本體感受」有時稱為第六感，管制監督我們身體在空間的「存在感」。它接收皮膚、肌肉、筋膜、關節傳達來的訊息，包括我們在移動（運動、跳舞或行走等）時是「輕盈」、「沉重」或「費力／不費力」的感受。

動，找回

在瑜伽練習中，將「動」和呼吸連結，不論是在動作裡停留時，及動作和動作的轉換之間，氣息的規律和品質是最重要的指標，真所謂「息息相關」。除了細細體會肢體動作本身，完整的全身本體感受也同等重要。

本體感受不一定在動的時候才會運作。當身體靜止，我們還是知道手臂、大腿等所在位置。瑜伽系統調息的運作和練習瑜伽姿勢（體位法練習）能強化本體感受。持續練習是一種先淨化再淬鍊的過程。

依照愛因斯坦所說，時間只是相對於「觀察者」的存在。如果可以的話，「觀察」在這裡意味著體驗，體驗我們心理─神經─身體這個自我的整體。而皮膚和筋膜蘊藏的豐富感覺神經，正是培養我們看待時間和經驗現實的關鍵。也就是說，我們的觸覺蘊藏了通往感覺愉快與青春的關鍵，而呼吸就是這把解開奧秘的鑰匙。

延伸閱讀：Marietb, Elaine N R.N., PhD.,2001, Human Anatomy & Physiology Fifth Edition. Benjamin Cumming。

12

感知與感覺，是最棒的人生禮物

在所有動的過程中，養成去「感受」的能力，

這種寬敞會愈來愈開展。

最後你會發現，這種寬敞開闊會成為你的一部分，

再也不離開你了。

許多年前，我和當時的伴侶進行了一趟探險之旅，那裡是非洲大陸南部的博茨瓦納（Botswana），目的地是歐卡萬哥三角洲（Okavango Delta），許多人稱之為「地球上最後的伊甸園」，被聯合國教科文組織列為世界遺產。

那次旅行發生許多難忘的片刻和事件。廣袤開闊的空間，一望無際的地平線，毫無人造地標的干擾，我們搭乘吉普車橫越大草原，夜空如天鵝絨般點綴著閃爍的群星，我第一次見識到公獅與母獅神氣昂然，壯觀的日落更是無與倫比。但有個經驗讓我永銘於心。

這次行程中，我們一路遷移了好幾個營地。說是營地其實未必精確，那些地方其實是功能齊全，牧場風格的住宿地點。某個清晨，我在門廊做著瑜伽，但不能把墊子擺在外頭露天練習，因為兇猛的蚊子隨時出沒，沒有全身噴好防蟲劑之前，是不能走出房門的。

與大象的近距離相遇

突然間，我聽到門廊另一頭有一陣沙沙聲響，於是探出頭看，結果是一頭稍小的大象，正在門廊右邊吃

著樹葉。這可是一頭野生的非洲象，不像是泰國旅遊時常見的，經過馴養的亞洲象。人類不應該跟牠們發生任何接觸。

那時經過多天旅行，我已經很清楚身為遊客該守的規矩。這些規則和規定不僅是為了安全，也是為了尊重人類與野生動物棲地之間極為微妙的關係。當我走出來，站在安全距離以外的地方，大象是平靜而完全忽略我的存在。牠很可能經常來到這裡吃草。

於是我坐在門廊的另一頭，遠遠看著那頭大象。牠繼續吃著，我們安安靜靜，接受彼此的存在，但又不侵入對方的空間。那頭象從高大的樹幹上扯下一節小樹枝，其中一截落在我身邊，於是我撿起小枝，扔回去。牠猶豫了一下，用鼻子捲起，放進嘴裡。

過了一會兒，大象似乎對早餐十分滿意，繞著門廊漫步，又更接近了我坐的地方。不知怎麼地，牠決定將象鼻捲開，擱在門廊的地板上。那鼻尖就在我的腳前方，如果我彎身向前，就能摸到象鼻。我可以感覺到心臟怦怦跳個不停，但有種感覺告訴我，大象只是在表示平和與好奇而已。

我謹記著「不得接觸」的原則，拿起一根掉落的細

枝，上頭還有幾片樹葉，將它丟向前。大象靈巧的撿起細枝，輕鬆扔進嘴裡，然後轉身離去，身軀兀自優雅的左右擺動著。

我站在原地，看著牠漸漸隱身在灌木叢中，耳邊仍然傳來大象步伐的沙沙聲響。有種不可思議的喜悅，慢慢滲透我整個人，這是我從來沒有經歷過的感受。

筋膜網絡的深刻印記

這趟野生動物之旅我常常看到大象。我曾目睹象群在夕陽裡過河，也看過大象從遠處追趕吉普車。與這些美麗雄偉的生物交錯而過，是難以忘懷的經驗。對我來說，他們似乎體現了一個跟人類極為類似的複雜能量場。

到現在，我還記得在非洲野地裡全身顫動的感覺。沙漠的空氣充斥了草與沙的氣味。夜裡，月亮和星星低垂，低到似乎我舉起手就可以觸及。看到野生動物自由自在，隨處漫遊，真是令人興奮。這也提醒我，身為為文明的人類，我被人造的各種設備及便利所包圍，但我同時也失去了自由。

與大象在門廊上正面遭遇，留給我深刻的印記。這個印記，也就是記憶，深深進入我的皮膚、血液，甚至整個筋膜網絡，在我體內共振留存。「牠」如此生動、有力、充滿野性，存在我直接的意識裡。我感到自己的緊張和不確定。但最重要的是，牠的存在如此自信、純潔、自得，深深感動了我。經過社會化的人類在彼此互動時，不可能展現這樣的純淨與坦直。我們總是想把人、動物和環境放在一個框架中，才能向自己解釋一切發生的理由。

　　在那個命定的早晨，與非洲象不期而遇之後，我坐在早餐桌上，情緒依舊需要消化。我不只感到活力充滿，也升起深深的感激之情。大象的敞開與好奇讓我心生謙卑。從那時起，「萬物都是一體」這句話，已不再是抽象的概念，而是真真切切，無法撼動的事實。

　　我有個朋友參加搭遊輪去阿拉斯加的行程。某天的活動是賞鯨魚。當鯨魚游近他們的船，她居然摸到了這個龐大哺乳動物的皮膚。她記得，當下立刻感到眼淚盈眶。那洶湧的情緒震撼了她，將她完全包圍。鯨魚的龐大身軀儘管嚇人，但她察覺到一種溫柔感受，像是抱著新生兒般。那鯨魚只是好奇、敞開、毫不設

防。她微笑回憶這段經歷時，依舊禁不住淚水湧現。

　　旅行結束後，我搭機回到亞洲，但我覺得收到了博茨瓦納土地的無形禮物。從現代經濟指數的標準來看，這個國家並不富有。然而，每個旅人在此接觸土地和野生動物，得到了純淨與野性的寶藏。只有保持開放，接收一切的賜予，我們才能獲得豐富的體驗。毫無偏見的慷慨，就是豐盛的象徵。

水平生活與垂直生活

　　我們時時刻刻都在體驗自己和周圍的世界，並且與分享這個世界的各類人互動。我們接受感覺的能力，決定了經驗的生動與品質。

　　年輕時，有個非常世故聰明的朋友告訴我，有些經驗可以打開心智和人生觀。他認為，透過旅行，品味各種美食和豐富的感官享受，如聲音及視覺等，可以從中獲得五花八門的經驗。他解釋，這是所謂「水平的生活」（horizontal life）。然而，「垂直的生活」（vertical life）要求的是深入挖掘自我的感受與感覺。那麼光是簡單事物，像是坐在公園裡的樹下，

就能帶給你豐富的體驗。

倒不是說，旅遊、美食，體驗新奇經驗等充滿冒險和豐富感官感受的生活方式毫無價值或不應當，重點應該是質與量的問題。例如，你喜歡某種食物，於是成為某個主題的專家，像是咖啡、巧克力、葡萄酒、披薩、餃子或起司蛋糕。也或者你有個朋友對夜市小吃很講究，對珍珠奶茶及刨冰等有深入研究。成為專家，意味著精挑細選，細細體會。不論是深入探討，還是費力找到「對的東西」，這個過程都能得到許多樂趣。

當你對特定食物的品嚐經驗愈多，最終就會成為這種食物的專家，味蕾也變得更敏感、更精確，於是你對這種食物和飲食體驗的聯繫就更深層。身體、運動和觸覺也是相同道理。運動給我們的回饋是更深層的感受，自然而然衍生出連結每個動作與觸覺的慾望。

經過多年的瑜伽練習，學習從人體架構來理解人類生活，朋友所說的「水平生活」和「垂直生活」理論，對我來說顯得愈發真切。

接受與碰觸

在本書裡，我從許多不同的角度探討身體與運動，背後的意圖是加深你的理解，無形的成效便是帶來自由。我希望每個人的身體不致受到疼痛與僵硬的侷限，而身體能快樂，我們就有更多本錢來活動，得到更多自由。

「接觸」這個字包含兩個元素：接受和碰觸。接觸這個動作，包括接收與碰觸，有被動和主動兩個面向，同樣也能套入皮膚和觸覺的操作方式中。

我們動時，會啟動大腦的運動控制。中樞神經系統的訊息必須要能順暢傳達，才能啟動目標肌肉。從腦部到肌肉的神經脈衝就是接觸的一種。無論是特定內分泌腺分泌激素，還是命令右臂舉起，左腿抬起，這個接觸必須在神經脈衝、目標的內分泌腺、器官或肌肉之間建立連結。

而空氣做為觸覺的載體，透過這個載體，運動得以進行並且被覺察到。空氣和運動總是彼此串聯。對於練習太極拳、氣功或瑜伽的人來說，呼吸和運動之間的關係再重要不過了。

如果拉遠一點，將這種接受和碰觸的關係延伸到自我如何面對世界，也一樣適用。經驗是一種相遇。你認為「你」的「自我」中心面對著一個由地方、人和環境組成的整體，這就是「文化衝擊」的概念。但文化衝擊不僅限於兩種截然不同的社會或民族文化。事實上，只要兩個人互動和開始對話，就是文化的相遇。每個人都可以是他自己的文化核心。

能夠接受經驗，完全擁抱經驗並處於當下，這個經驗就會變得獨特且有意義。接觸是敞開、覺察及覺醒的過程，像是一個動態的舞蹈。

以我在博茨瓦納的的奇異經驗為例。我帶著一套制約的印象來到這個國家，這些印象可能是透過閱讀、媒體以及自己出身的民族、國家和文化背景所自然產生。我從自己理解外界的鏡片裡觀看，並沒有帶著期待，但我願意放棄自己某些未經檢驗的成見，主動擁抱未知。

如果我們去到某個異地，帶著期望得到驚喜與娛樂的心情，那這就是趟徒勞的旅行。真正的冒險，是心智開放和心靈敞開的過程，而這需要兩個元素相互作用，也就是旅人和腳下的土地。土地永遠在那裡，張

動，
找
回

開雙臂。但是旅人和體驗者，才能決定旅行和旅途是否精彩豐富。

讓自己成為更廣泛和更深的容器

仔細想想，我之所以能夠完整經驗生命事件，這樣的能力與空間是來自我的瑜伽練習。剛開始練習時，我的焦點只放在身體於不同姿勢與呼吸中的感受。當身體的練習逐漸熟練，而覺察身體感受的能力也增加了，我便想要與周遭世界，與我居住的現實，發生更深的連結。

剛開始，學習從一個姿勢換到下一個姿勢，並且保持呼吸的節奏，這帶來深刻而滋養的空間和時間。在日常生活的波折裡，練習也變成一種喘息。瑜伽練習帶來暫時的平靜，少了焦慮，也沒有任何副作用。唯有規律的練習才能得到如此的體驗。於是，自然再也不想被外在跟內在生出的刺激與衝動所影響。

慢慢的，練習的「特殊性」逐漸淡出，而對感覺的敏銳度則滲透到所有經驗中。隨著時間推移，這個寧靜的滋味加深，慢慢變化，有時平靜與安定，有時更

像是一種冒著細小泡泡的喜悅。更有些時候，是襯在各種情緒之下的，一種細緻的寧靜。

當然，瑜伽練習並不是培養這種能力的唯一途徑。任何培養身體與心靈連結的練習都可以是出發點，包含本書的簡單練習。嘗試練習而不期待「結果」，看看你是否可以從這些伸展與呼吸中深深體會到自己的感受。在練習中連貫與協調的過程，會是連結筋膜、肌肉和感覺流動的好方法。

隨著時間過去，你挪出來練習的小空檔，會逐漸累積成開闊的感受。只要你在所有運動與移動的過程中，養成去「感受」的能力，這種寬敞會愈來愈開展。最後你會發現，這種寬敞開闊會成為你的一部分，再也不離開你。穩定的扎根於感覺和感受，這樣的禮物會隨著時間持續綻放，永不褪色。

動，找回

結 語

我們不是「身體」的孤島，彼此隔著汪洋，遺世獨立；我們其實是河流，客體世界有如波浪與海潮，不停的「流入」我們當中。

我特別喜愛哲學，以形而上學的觀點來看，瑜伽練習的探討等於是結合了認識論與本體論。

身為宗教思想的研究者，「人身的意義為何」常被定義為一個重要的問題。身體承載了生活經驗。然而，經驗與經驗的過程，是客體世界與主觀自我之間的動態交換，彼此不斷相互滲透，像是一齣舞蹈，交織了神秘和原始。

關於身體與移動的主題，最貼切又最有效果的探索方式，是透過發掘感受以及現實經驗之間的關係。與世界的接觸，最初產生最原始的感官感受，接著才是感知。然而，我們並非被動接受世界。每次的經驗，由感官感受啟動，接著回到我們身上，澆灌我們對下一次接觸的感覺。

那麼，什麼叫做「感覺很好」？治療又意味了什麼？如果我以十年來專注在修復和治療工作的經驗來思考這個問題，那麼「感覺很好」需要從「感覺對了」的方向來看。這種努力與意圖，最終會展現成「感覺對了」導向「感覺很好」的結果。

正是憑藉這個初心，我寫下自己一路以來持續探索的旅程，從回憶印度練習的早期經歷開始。然而，就我目前的理解，我們的努力、意圖和追求，許多種子其實早在有意識的記憶前就已經種下。

我感謝所有的老師，他們不僅教給我科學知識以及技巧，也挑戰我的信念，甚至激勵我，啟發我永無厭足的熱情，持續去感受與實踐。

我的信念和信仰系統一再受到質疑、滋養和重整。每次的個人練習；每個身體與心靈的新發現；每次我依據新的醫學發現，試圖平衡與療癒的實驗裡；每次的教學……，這一切都在我的信仰體系與和外界進化中，形成一個好奇和萌芽的相遇，讓我更相信生命自有的良善與慈悲本質。我一次又一次看到，身體渴望療癒，而大自然又是無限寬容。身體就是這天生美好的一部分。

想要活得貼近真實，就得深刻去感受，這是體現真理的方式。個人的實相並非來自抽象的智性思辨，也無法從隨機看到的勵志小語或臉書分享而獲得。真理必須受到錘鍊、燒熔、澆鑄，就像提煉真金一般。

　　「信心（faith）乃是個人的實相。信心證成造就人生。一個人懷抱的是何種信心，那人的存在就是他信心的展現。」[1]

注 1：薄伽梵歌 17 章第 3 節。

身體文化 ⑬⑨

動，找回身體的快樂
結合呼吸、筋膜釋放與感知的練習，打開身心的結，進行覺知之旅

作　　者——Rachel Tsai
譯　　者——張怡沁
主　　編——李宜芬
封面暨內頁攝影——阿忠 https://www.ah-chung.com/
動作示範——Rachel Tsai、張怡沁
封面暨內頁設計——葉馥儀設計工作室
內頁繪圖——邱意惠
責任企劃——張燕宜
董 事 長
總 經 理——趙政岷
總 編 輯——余宜芳
出 版 者——時報文化出版企業股份有限公司
　　　　　　10803台北市和平西路3段240號3樓
　　　　　　發行專線—（02）2306-6842
　　　　　　讀者服務專線—0800-231-705・（02）2304-7103
　　　　　　讀者服務傳真—（02）2304-6858
　　　　　　郵撥—19344724時報文化出版公司
　　　　　　信箱—台北郵政79～99信箱
時報悅讀網——http://www.readingtimes.com.tw
時報出版臉書——http://www.facebook.com/readingtimes.fans
法律顧問——理律法律事務所　陳長文律師、李念祖律師
印　　刷——盈昌印刷有限公司
初版一刷——2017年4月21日
定　　價——新台幣280元
行政院新聞局局版北市業字第八○號
版權所有 翻印必究（缺頁或破損的書，請寄回更換）

時報文化出版公司成立於一九七五年，
並於一九九九年股票上櫃公開發行，於二○○八年脫離中時集團非屬旺中，
以「尊重智慧與創意的文化事業」為信念。

國家圖書館出版品預行編目資料

動，找回身體的快樂：結合呼吸、筋膜釋放與感
知的練習,打開身心的結,進行覺知之旅 / Rachel
Tsai著.-- 初版.-- 臺北市：時報文化，2017.04
面；　公分.--(身體文化；CSH139)

ISBN 978-957-13-6980-8(平裝)

1.瑜伽 2.靈修

411.15　　　　　　　　　　　106004909

ISBN 978-957-13-6980-8
Printed in Taiwan